AF369435

LA PRATIQUE

DES

ACCOUCHEMENS

EN RAPPORT

AVEC

LA PHYSIOLOGIE ET L'EXPÉRIENCE,

Par J. F. SCHWEIGHÆUSER,

L'UN DES MÉDECINS EN CHEF A L'HÔPITAL CIVIL DE STRASBOURG.

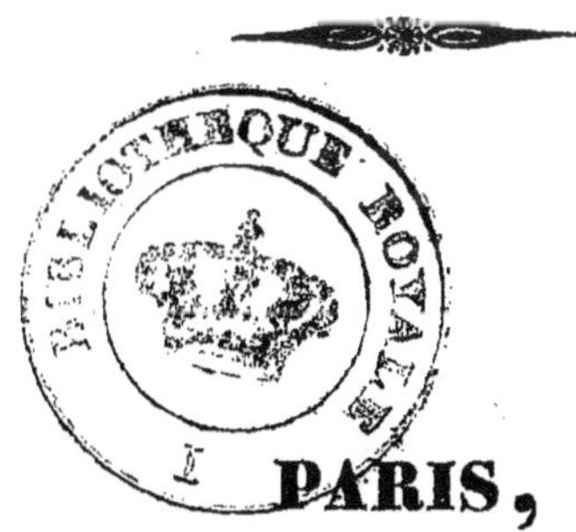

PARIS,

CHEZ TREUTTEL ET WÜRTZ, LIBRAIRES RUE DE LILLE N.º 17.

STRASBOURG,

MÊME MAISON, GRAND' RUE N.º 15.

1835.

STRASBOURG, DE L'IMPRIMERIE DE FRÉDÉRIC-CHARLES HEITZ.

PRÉFACE.

Le dix-huitième siècle avait passé — il avait
transmis au dix-neuvième le résultat des travaux
et des efforts des médecins qui, pendant son cours,
s'étaient occupés de reculer les bornes de l'art des
accouchemens et de lui assurer une base ferme et
solide. Les deux célébrités d'un mérite supérieur
Baudelocque et Boër ont dû déposer dans les archives de l'art, les fruits de leurs veilles, de leur
application et de leurs peines recueillis dans des
positions différentes ; l'un dans une pratique ci-
vile brillante et l'autre dans une pratique d'hôpital pénible. Baudelocque revenu par la voie de
l'expérience, au point d'où Boër était parti par
le raisonnement, s'étaient rencontrés à la fin de
leur carrière ; le premier me dit dans une lettre
de 1803 : « Je laisse à un chacun la gloire d'in-
« venter des instrumens d'accouchement, ou d'en
« corriger ; mon ambition se borne à diminuer le

« nombre de ces instrumens. — Nous terminons,
« ici, peu d'accouchemens avec le forceps ; nous
« nous servons très-rarement de crochets ; nous
« abandonnons ordinairement à la nature les ac-
« couchemens où les pieds ou les fesses se pré-
« sentent. »

Les belles espérances qu'avait données cet état
des choses, ne se sont pas réalisées. En France
l'envie, la jalousie et la malveillance secondées par
la fougue révolutionnaire, et en Allemagne un
professeur, tourmenté de l'ambition de s'ériger
en génie exclusif, se sont jetés à la traverse, et,
à la faveur des progrès des sciences mêmes et de
l'extension dont par elles l'art des accouchemens
a paru susceptible, ont parsemé d'ivraie et d'une
végétation parasite la route tracée.

C'est à la suite de cette malheureuse impulsion
que les progrès rapides et étonnans que les sciences accessoires de la médecine ont faits depuis
le commencement du siècle, n'ont pas profité à
l'art des accouchemens, sous le rapport *de secours plus efficaces et plus sûrs, pour le soulagement de l'humanité souffrante.* Nous avons
même la douleur de voir l'esprit du siècle para-
lyser l'empressement et le dévouement que les
hommes de l'art d'autrefois mettaient à s'acquit-
ter de devoirs auxquels ils n'étaient astreints que
par la morale et la conscience ; et l'enseignement

de l'art tel qu'il se fait dans la plupart des écoles modernes, où l'expérience est remplacée par l'érudition, le jugement médical par le raisonnement, le savoir faire par les procédés exceptionnels et l'inspiration du génie, par la provocation à la témérité, ne permet pas d'espérer une amélioration prochaine.

La certitude en médecine a de tout tems occupé et exercé le génie des praticiens, et c'est précisément sous ce rapport qu'il faut considérer les avantages essentiels et importans que la médecine pratique a retirés des progrès des sciences accessoires de la médecine et spécialement de la physiologie et de la physique médicale ; mais l'art des accouchemens relativement à son exercice n'a pas encore su en profiter. Malgré la certitude du pronostic, l'accoucheur ne se permet pas de prononcer, si la maladie est sans remède, comme l'ose le médecin. Il se laisse toujours encore aller à des espérances trompeuses, à des tâtonnemens et à des essais qui conduisent à des méprises plus nuisibles que le mal même. Il semble d'après les écrits de nos jours, qu'il y ait émulation à cet égard, et que ce soit dans la pratique hasardeuse que consiste le véritable mérite de l'accoucheur. A moins que l'on n'ait eu l'occasion d'observer ces vaillans auteurs et de comparer la témérité des préceptes avec la réserve qu'ils mettent ordinairement dans leur application et leur exécution, la prévention qui résulte de cette impression ne se détruit qu'après une longue pratique, à la suite de laquelle on n'est plus disposé à se mêler de querelles théoriques, et c'est ainsi que le fruit de l'expérience est perdu.

Sous ce rapport cet écrit doit être considéré comme un essai de ramener l'exercice de l'art des accouchemens à l'exécution des seules régles que l'observation et l'expérience ont reconnues et approuvées, en faisant voir au médecin commençant la carrière, qu'ayant appris trop, et trop peu, il aura encore à acquérir, par l'observation de la nature, et à se défaire de tout ce que l'expérience n'aura pas reconnu être de bon aloi.

Les vérités de pratique que j'expose et que je professe ont sans doute déjà été reconnues et appréciées par d'autres; mais la tendance du siècle à accueillir les doctrines et insinuations doctrinaires de nouvelle mode en raison de leur effet théatral, et de les faire passer, dans ce but, par la scène, comme autant de figurans empressés de faire applaudir, dans l'intérêt du tailleur inventeur, un costume de nouvelle coupe, a dû les faire considérer comme des objets accessoires.

Au lieu d'observer l'acte de la parturition comme une fonction naturelle, au lieu d'en étudier la physiologie sous le rapport de son effet, et d'examiner ensuite les parties du corps , qui y sont employées , comme instrumens passifs , dont la forme et la formation sont déterminées par l'usage physiologique de l'organe , on commence par étudier ces parties , comme dirigeant l'acte et le travail physiologique , et celui-ci comme l'effet de l'appareil organique. C'est ainsi que l'on trouve l'histoire naturelle en contradiction avec la physiologie , c'est-à-dire la nature en contradiction avec elle-même.

N'ayant pas la prétention d'écrire un traité complet , je n'ai exposé que ce que j'ai vu et observé par moi-même et comment j'ai cru le voir. Je l'ai fait précéder de réminiscences et réflexions physiologiques suggérées par la pratique au moment de l'exécution , et non pour en étayer l'opinion qui aurait pu me diriger.

La réserve que j'ai mise antérieurement dans des écrits publiés en langue allemande , à ne pas mettre de l'ostentation dans ma doctrine relative à mes vues particulières et propres , ayant été mise à profit par d'autres , je crois devoir en parler pour expliquer le ton avec lequel j'appuie mes opinions propres. L'inconvenance que je relève gagne depuis quelque tems en France. Se louanger soi-même , se faire faire des complimens par les élèves dans les thèses dictées , s'obliger réciproquement dans les produits littéraires en relevant des mérites qu'on insinue d'avoir droit de partager, citer les écrits les plus insignifians, et même faussement pour être cité aussi et ignorer l'existence d'autres écrits pour ne pas donner l'éveil relativement à la priorité, tout cela indique une intention peu digne de l'homme qui se croit à la hauteur d'écrire dans l'intérêt de l'art.

En cherchant à éviter de redire ce que l'on trouve dans tout livre élémentaire, je n'ai pas dû suivre un ordre stricte, et pour avoir voulu dire tout ce qui me paraît surgir d'un point de vue différent de celui d'où d'autres ont observé jusqu'ici, je ne reconnais pas moins le mérite des auteurs que j'ai étudiés et qui ont suscité mon émulation.

— J'ai mis à profit l'ouvrage de M. VELPEAU, que je considère comme une excellente encyclopédie méthodique des connaissances obstétriques ; mais pour servir de traité élémentaire, il devrait être réduit au moins au tiers.

Strasbourg, le 1.er Mai 1835.

GLANURE HISTORIQUE.

L'histoire de l'art des accouchemens est devenue une partie obligée de tout cours d'accouchemens, depuis Jean Jâques Fried (né 1679 mort
1769) jusqu'à nos jours. Il existe encore de cet
accoucheur remarquable des manuscrits relatifs à
cette histoire, et qui bien que de peu de valeur
et d'intérêt littéraire, ont néanmoins été mis à
profit par les auteurs postérieurs. Les médecins
d'alors n'ayant étudié l'art des accouchemens qu'a-
près avoir fini avec toutes les autres branches de
la médecine, le cours d'accouchemens ne pouvait
recevoir beaucoup d'extension, et pour l'alonger
on avait recours aux contes et aux traditions des
tems antérieurs. On passait en revue les dames
Siphra, Puah, Aspasie et Cléopatre, la sage-
femme italienne à acuponcture, Louis XIV derrière le paravant, le petit Jâques Clément, accoucheur de la maîtresse du roi, à l'âge de 13 ans,
son mouton écorché vivant et l'omelette à huile

d'amandes douces, avec les notabilités obstétriques anciennes et modernes; tout en oubliant de rechercher et de démontrer comment une découverte heureuse a conduit à une méprise, et comment celle-ci s'est opposée aux progrès et aux avantages, qui auraient dû être la suite de cette première.

Le génie et le talent de Paré qui s'élève comme un monument imposant pour séparer l'ancienne histoire de l'art chirurgical d'avec la nouvelle, sont devenus le point de départ pour l'histoire de l'art des accouchemens des époques suivantes. En élevant en point de doctrine la pratique de tourner l'enfant pour l'amener par les pieds, il a donné à l'exercice de l'art l'impulsion et à sa pratique un moyen précieux pour s'avancer vers la perfection.

Avant l'époque de Paré l'art des accouchemens avait toujours été le même; l'ancienne tradition à peine influencée par les époques politiques et littéraires par lesquelles l'art avait passé. Il n'a laissé à l'étude de l'histoire que des auteurs reproduisant les opinions généralement reçues avec quelques nouvelles vues que la pratique du tems leur doit avoir suggérées. Nul doute, du reste, que l'intelligence particulière de telle ou telle sage-femme, ou médecin, jointe à l'expérience et au savoir faire, n'ait fait signaler de tems en tems un mérite digne d'une attention particulière, mais en général la sage-femme faisait appeler le médecin dès qu'elle s'apercevait que le cas devenait pathologique, et le médecin faisait ce que lui inspiraient le bon sens et la doctrine reçue, sans s'en laisser distraire par la force des opinions morales du tems.

Bien que Paré n'ait pas reculé devant une opération obstétricale quelconque, il ne paraît cependant pas avoir recherché l'occasion de ces opérations, sans doute par la conviction qu'il fallait les abandonner à ceux des hommes de l'art qui en faisaient un genre de pratique particulier, exigeant une certaine habitude. Ce sont ses contemporains et élèves Louise Bourgeois et Guillemeau qui avaient bien compris et exécuté cette pratique sous les yeux du maître, et qui en ont fait ressortir, en peu de tems les avantages. Mais ces avantages ont bientôt tourné en abus par la latitude qu'on a donnée aux indications pour cette nouvelle méthode, qui devait faire passer le fœtus par le bassin, les pieds en avant, quand il était reconnu impraticable de faire passer la tête en avant ; ainsi que par la précipitation de terminer l'opération sans égard aux dispositions de l'organisation, en employant même à cet effet des forces préjudiciables à la vie de l'enfant.

L'enthousiasme pour la version sur les pieds

s'est donc ralenti, et il s'éleva des voix, d'un côté pour l'expectation, que le délai par le retard mis dans l'arrivée de l'accoucheur semblait souvent avoir justifiée, et de l'autre côté pour l'invention d'instrumens devant dispenser de l'embryulcie. Mais l'expectation aurait dû être bornée à la patience d'attendre que l'organisme eût amené l'état physiologique spécial pour la terminaison de l'accouchement, soit naturellement soit par l'art, et les instrumens de nouvelle invention n'auraient pas dû donner lieu au mystère et à l'exploitation d'un secret.

Cet état des choses amena une époque de réflexion pendant le premier tiers du siècle passé, et engagea à plus de réserve pour la pratique de la version par les pieds et pour l'emploi d'instrumens tranchans ; il en est résulté si non des avantages directs par l'emploi d'instrumens ménageans, du moins des avantages indirects, par l'excitation aux douleurs au moyen de ces instrumens et par la temporisation qui en est la suite. Mais comme les pratiques secrètes à peine éventées, cessent de contenter, l'emploi d'instrumens a dû éprouver le même sort; on en exigea plus qu'il n'avait été promis; on étendit le principe de la méthode et voulut corriger et perfectionner. De là les tâtonnemens laborieux de l'époque raffinante de Grégoire à Solayrès.

La séparation de l'art des accouchemens d'avec la chirurgie et d'avec la médecine interne, bien que motivée par l'exemple de Paré, a donné lieu à un autre obstacle aux progrès de l'art, en ce que l'anatomie et la physiologie n'ont pas été étudiées dans l'intérêt de l'art des accouchemens, et que l'on s'en est tenu à cet égard à l'histoire naturelle de la parturition et aux variations et aux écarts dans son accomplissement.

L'époque raffinante est devenue d'un intérêt particulier et d'autant plus remarquable, qu'elle prouve à quel point le génie, les études, les sciences et l'application, réunies dans un seul homme, et de même dans plusieurs, travaillant dans le même but, chacun séparément pour soi, peuvent être contenues dans une fausse route par l'idée fixe généralement admise, ou étayée de l'esprit du tems, d'un principe en soi souverainement bon, mais mal appliqué. Ce principe consiste dans la proportion géométrique de l'excrétion à la voie excrétoire, de la tête au bassin. Au lieu de poser en principe que cette proportion existe toujours, comme naturelle, à l'exception des cas pathologiques, on a toujours supposé que c'est exclusivement à son défaut que tient toute irrégularité de l'accouchement.

De là le mesurage du bassin et de la tête, les spéculations pour la forme des instrumens, les

articles isolés sur quelque objet concernant l'art
déposés dans les gazettes littéraires, il se trouvera
toujours encore des praticiens, comme il s'en
est trouvé dans le siècle passé, surtout en France,
qui, se ralliant aux préceptes mûris par l'expérience et l'observation, respecteront les droits de
l'organisation, et sauront faire servir les ressources de l'art reconnues avantageuses, pour l'exercer avec succès et satisfaction sans faire de la
science pour se faire considérer comme les créa-
teurs d'un nouveau point de doctrine.

FRIED, dans la force de l'âge et praticien unique, et à-peu-près seul dans une population de
quarante mille ames, à l'époque de la première
publication du forceps, s'était procuré la collection la plus complète de tous les instrumens d'accouchement anciens et nouveaux, au fur et à mesure qu'on en faisait l'invention; il tenait même
à en recevoir l'original de l'inventeur même et
continuait sa collection jusqu'à sa mort, ainsi que
sa Bibliothèque obstétricale. Celle-ci offrait non
seulement tous les livres, dissertations, monographies etc. relatifs à l'art, mais toujours la première
édition, les éditions postérieures et les traductions.
C'est avec ces moyens et avec moins de morgue et
de présomption nationale, que n'en affichent nos
auteurs modernes, qu'on aurait pu donner l'histoire littéraire et critique de l'art des accouche-

mens et démontrer comment un nouveau point de vue, une nouvelle découverte, une nouvelle idée pour perfectionner un instrument ont conduit à des tribulations ou à des progrès, et ont enfin amené l'état actuel des connaissances. Mais la vieille ferraille et les bouquins, ont passé à l'étranger.

Le zèle de Fried pour les progrès de l'art, sa renommée et plutôt la nécessité de posséder un chirurgien se vouant exclusivement à la pratique de l'art des accouchemens, avait engagé le magistrat de la ville de Strasbourg à le nommer accoucheur de la ville et maître des sages-femmes et de lui donner même un adjoint, pour le suppléer en cas d'absence, ou de pouvoir le remplacer un jour. Ce n'est qu'en 1737 que Fried fit des démarches pour la création d'une clinique d'accouchemens. Mais les difficultés que rencontra ce projet étaient si grandes, qu'il fallut tout le crédit de Fried pour engager le magistrat d'user de subterfuges pour rassurer la conscience de l'administration sur le scrupule religieux à cet égard. Ce magistrat se considérant comme l'exécuteur testamentaire des donateurs et le tuteur né de l'hôpital, n'avait pas trouvé d'article dans les statuts, qui autorisât à une dépense pour des pécheresses devenues enceintes hors le mariage ; cette espèce de dépense, comme celle pour les

LA PRATIQUE

DES ACCOUCHEMENS

EN RAPPORT

AVEC

LA PHYSIOLOGIE ET L'EXPÉRIENCE.

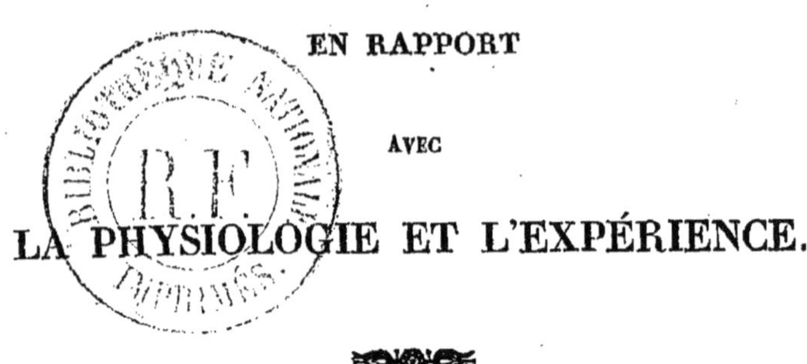

---

1. *De la reproduction de l'espèce humaine.*

Les êtres inorganiques se renouvellent et se perpétuent au moyen des forces attractives, de cohésion et d'affinité ; les êtres organisés au moyen de l'assimilation et de la reproduction.

Le mode de reproduction diffère pour les diverses classes d'êtres organiques, suivant l'intensité, le nombre et la complication de leurs forces vitales.

L'acte de la reproduction de l'espèce humaine exige nécessairement le concours de deux individus propres à cet acte, étant tous deux de même espèce, mais différens par le sexe.

C'est donc aux organes sexuels différens de structure et de fonction, mais sympathiques et

analogues, de deux individus d'une même espèce, qu'est confiée la reproduction, qui a lieu
par un concours physiologique déterminé par
l'organisation. Ces deux individus confondus,
lors de la cohabitation, peuvent être censés
n'en former qu'un, comme il en est dans la
plupart des végétaux relativement aux deux
sexes, et comme ils doivent leur propre origine
à une combinaison organique de deux excrétions,
attirée l'une vers l'autre et se recherchant pour
se confondre par imprégnation et conception,
pour n'en former qu'une.

L'un des deux individus ne fournit à l'œuvre
de la reproduction que la matière imprégnante,
fécondante ou prolifique; c'est le mâle. L'organisation de celui-ci se borne à préparer cette
matière, à la conserver, à l'évacuer, quand
elle menace de perdre sa puissance prolifique,
et à la remplacer par de la nouvelle; enfin à
la faire parvenir, lorsque l'occasion s'en présente, en tems opportun, et bien conservée, au
lieu de sa destination, à l'organe sexuel de l'autre individu ou de la femelle.

L'acte de la copulation des deux sexes étant
accompli, la période de la fonction reproduc-
tive ou propagatrice finit pour le mâle, tandis
qu'elle ne fait que commencer pour la femelle.
Le mâle n'y a plus rien à faire; la femelle y

est intéressée pour un an au moins et même pour deux. La fonction de la reproduction est périodique pour la femme, depuis la seizième année, jusqu'à la quarantième environ ; c'est donc la femme que la nature a particulièrement attachée à cette fonction importante, et elle s'y soumet ordinairement avec autant de dévouement, que de satisfaction personnelle.

Cette qualité morale, particulière à la femme dépend, sans doute, de la différence de structure de toutes les parties du corps, d'avec celle de l'homme, résultant uniquement de la différence de l'état nerveux, de la structure, du siége et du développement graduel de l'organe sexuel de la femme. Celui-ci, placé dans l'intérieur du corps, en dispose et détermine toutes les parties à se développer et à se former dans son intérêt, qui est celui d'attirer, de recevoir, de conserver et d'éliminer le produit de la propagation. L'étui osseux qui le renferme, toute la charpente osseuse du corps, les nerfs, le système vasculaire, les muscles, l'appareil dermoïde et tous les organes se ressentent de l'influence spéciale de l'organe sexuel de la femme, et en sont modifiés d'une manière particulière ; de même que l'organe sexuel de l'homme placé au dehors détermine une structure et des qualités particulières. C'est ainsi que ces conditions constituent entre les deux sexes des différences, aussi bien dans la structure et dans les qualités physiques de l'homme que dans ses qualités morales.

L'organe sexuel de la femme ne peut, ni ne doit exercer la fonction reproductrice avant sa parfaite formation, déterminant l'âge de la puberté ; mais dès le bas âge et pendant l'enfance, il exerce déjà une puissance sur toutes les parties du corps, et il en est, sous ce rapport de l'organe sexuel, comme de l'organe cérébral, dont le développement spécial de quelque partie, modifie celui de la région du crâne correspondant.

C'est à cet effet et pour pouvoir agir avec plus d'énergie sur le reste du corps que l'organe sexuel de la femme est propre à la fonction reproductrice, avant que le corps soit parvenu au degré d'accroissement et de développement physique, dont il doit jouir plus tard ; et par suite de cette disposition une femme, prédisposée à un accouchement difficile par étroitesse du bassin, pourrait plus ou moins, prévenir cet accident, en se livrant à l'acte de la reproduction avant le développement entier du corps, sur lequel l'organe sexuel fonctionnant a une influence spéciale, avant l'accroissement du corps accompli.

L'époque de cette parfaite maturité de l'organe sexuel de la femme est marquée par ce qu'on appelle le flux menstruel ou les règles; évacuation sanguine de quelques jours, plus ou moins forte et se réglant peu à peu, de manière à revenir tous les vingt à trente jours, tant que la fonction de la reproduction même, ou quelque maladie ne s'y oppose pas. En même tems tous les différens appareils, qui composent l'organe, se tuméfient, se ramollissent, et leur état nerveux, ainsi que la chaleur organique spéciale, est exalté, les seins se gonflent et la manière d'être de l'individu se ressent de cet orgasme spécial.

Une période de la fonction reproductrice de l'organe sexuel de la femme étant de la durée au moins d'un an, elle est composée de plusieurs fonctions physiologiques particulières, qui se succèdent et qui découlent l'une de l'autre. Ces différentes fonctions reconnaissent pour moteur organique les différens appareils dont l'organe sexuel est composé, ou qu'il intéresse dans ses fonctions. Les fonctions spéciales de ces différens appareils, ne sont pas toutes, ni toujours sensibles au même degré, ni aperçues par l'individu. Chacune de ces fonctions peut être accompagnée d'une sensation, tantôt plus ou moins agréable, et tantôt douloureuse; il y en a qui ne sont jamais senties, et d'autres qui sont toujours accompagnées de douleurs plus ou moins intenses , devenant quelquefois inquiétantes par leur effet , ou par l'effet de leur cause sur d'autres parties du corps. Parmi ces dernières la fonction de la parturition, ou de l'accouchement proprement dit , se fait particulièrement remarquer , et est devenue par là non seulement un objet important pour l'hygiène , mais même pour la pathologie et la thérapeutique. C'est cette partie de la fonction de la reproduction qui est spécialement du domaine de l'accoucheur.

2. De l'organe sexuel de la femme par rapport à la conception.

Les appareils organiques dont l'organe sexuel de la femme est composé sont : les deux ovaires , les nerfs et vaisseaux spermatiques, la matrice, les deux trompes, les deux replis du péritoine appelés ligamens larges , les deux cordons ou ligamens ronds , le vagin, la vulve et les mamelles.

Pendant l'acte de la cohabitation et par l'excitation nerveuse qui l'accompagne, la matière fécondante du mâle est projetée avec force dans le vagin vers l'orifice de la matrice , qui paraît faire un mouvement en avant vers les extrémités des nerfs excités. C'est pour que le sperme arrive à l'orifice de l'utérus à une température assez élevée et en tems utile, sans perdre de sa qualité flagrante, que cette force est nécessaire, ainsi que l'immission en avant, du membre viril, dans le vagin. On a néanmoins des exemples que la conception s'est opérée sans la condition rigoureuse de cette dernière circonstance; mais quant à la première je la crois nécessaire.

La matière fécondante est, au rapport de tous les physiologistes, en quantité extrêmement minime, et d'après le célèbre Louis, il n'en faut pas plus pour une conception, qu'il ne faut d'encre pour le point sur un i. Mais elle est mêlée ou enveloppée d'une grande quantité de liqueur prostatique, soit pour la faire arriver plus surement au lieu de sa destination, au moyen de ce véhicule, soit pour la garantir de toute perte de son calorique, de sa force et peut-être de sa qualité chemico-électrique.

La matrice reçoit cette matière fécondante qui parvient par l'une des trompes utérines, jusqu'à l'ovaire, où les franches des trompes ont soin de la déposer, pour, après avoir fécondé un ovule, recevoir celui-ci et le conduire dans la matrice. Sans savoir par quel moyen organique, ou mécanique, ces mouvemens se font, il faut croire qu'ils doivent être assez déterminés et précisés, pour ne faire parvenir les matières qu'à l'un des ovaires.

Le vagin fournit en même tems une autre excrétion liquide, qui n'est que d'un usage secondaire, ne devant servir qu'à entretenir l'excitation nerveuse, pour disposer le corps à l'acte de la cohabitation, et faire passer cet accessoire pour sa partie la plus intéressante, et pour donner par cela le change relativement au but essentiel de l'organisme.

Si ces premiers phénomènes se font et se suivent avec une telle rapidité, qu'ils n'en paraissent constituer qu'un, il n'est pas de même du dernier. Maintenant il faut à l'ovule deux fois vingt-quatre heures et plus, pour arriver dans la matrice par la trompe. C'est cette dernière circonstance sujette à des variations, qui me paraît être la cause de ce que le commencement de la parturition est avancé ou retardé d'un à deux jours, bien que le moment de la conception soit connu.

Si l'ovule fécondé ne trouve pas la matrice préparée et disposée, par suite de l'excitement vénérien, à le recevoir, la fécondation n'a pas de suite, et s'il ne parvient pas dans la matrice en tems utile, il s'ensuit grossesse abdominale, ovarienne ou tubaire, ou ce qui arrive le plus souvent, l'ovule périt, se perd par résorption, ou il tombe dans la cavité abdominale et détermine une affection locale, soit passagère ou chronique, qui cause souvent la stérilité.

Les excrétions par l'organe sexuel, accessoires, mais plus ou moins nécessaires pour la réussite de la fonction, deviennent facilement habituelles et pathologiques, par suite d'abus d'excitement ou d'irritation trop souvent répétée; les fibres contractiles des orifices excréteurs en sont affaiblies ou paralysées, et se prêtent à un écoulement appelé les fleurs blanches, qui devient facilement chronique et cause stérilité, s'il provient de la matrice même. Il paraît, dans ce cas, qu'il constitue perte de matière nécessaire à la fonction de la conception ; car il est souvent accompagné d'amaigrissement, de dyspepsie et de faiblesse générale du corps. L'accoucheur est souvent consulté aussi pour un semblable écoulement, mais plutôt sanguin survenant à l'acte de la cohabitation, toujours accompagné de douleurs qui empêchent ou contrarient l'exercice de l'acte d'après le vœu de la nature. Cette-évacuation passagère me paraît aussi provenir de la matrice même et non du vagin, et reconnaître pour cause l'excitement vénérien trop souvent provoqué et non entièrement contenté. Ces incommodités ne se guérissent pas souvent, et les malades ne se soumettent pas facilement à un traitement hygiènique entendu, à l'abstinence scrupuleuse de tout ce qui peut géner la digestion, échauffer ou exciter à l'acte vénérien, à l'usage de bains froids d'une heure entière au moins, à l'exercice habituel modéré dans l'air libre, à la propreté et à un genre de vie propre à ne point favoriser l'affluence des humeurs vers les parties sexuelles, ni l'excrétion trop forte du calorique par ces parties. Les révulsifs non échauffans, les sangsues, les exutoires mis à la région lombaire vertébrale, peuvent aussi contribuer au rétablissement de la santé.

---

3. *De la matrice avant la conception.*

La matrice logée dans la cavité du bassin entre la vessie urinaire et le rectum a, hors l'état de grossesse, la forme d'une poire comprimée d'avant en arrière de quatre pouces environ de longueur, deux de largeur et un de profondeur. Elle offre intérieurement une cavité de la forme d'une amande. Les parois de cette cavité sont donc fort épaisses. L'intérieur de la matrice communique avec les trompes et le col de la matrice par trois ouvertures. L'axe longitudinal de la matrice, sous le rapport de ses changemens de direction, son diamètre transversal, et le droit ou antéro-postérieur méritent une considération particulière.

Extérieurement et en haut la matrice est revêtue du péritoine offrant des veines assez considérables pour faciliter le retour du sang de l'organe, lors de son engorgement, et intérieurement elle est tapissée d'une membrane, qui me paraît être de nature séreuse autant que de nature muqueuse, et que je considère comme résultant plutôt de la lamelle du péritoine la plus proche de la matrice, que comme provenant du derme se continuant dans le vagin et dans la matrice.

La substance de la matrice est élastique, blanchâtre, ressemblant en quelque sorte à celle des tendons, perforée de vaisseaux sanguins, dont plusieurs sont assez grands pour être visibles à l'œil nu. La région supérieure en est appelée le *fond*, d'un pouce environ de longueur, la moyenne le *corps*, d'un pouce et demi, et l'inférieure le *col*, d'un pouce à deux pouces de longueur, plus long dans le bas âge, aux dépens du corps et du fond. Le col offre un canal fort étroit, ouvert dans la cavité de la matrice et dans le vagin, les orifices interne et externe de la matrice ; ce canal plus large au milieu et fort étroit aux deux extrémités est hérissé de plis à angles dont les inférieurs sont tournés en haut et les supérieurs en bas, disposition qui s'oppose à l'introduction d'une sonde, avant le développement de l'utérus vers la fin de la grossesse.

Le col de la matrice ou sa partie inférieure appelée la portion vaginale, change de forme et de consistance dans l'état de grossesse, ainsi que l'orifice externe et successivement tout l'organe.

Toute la partie supérieure de la matrice est libre et flottante dans la cavité abdominale, sa partie moyenne est attachée lâchement au bassin par ses côtés, au moyen des ligamens longs et larges conduisant aux ovaires et·les enveloppant. Mais vers la fin de la grossesse, par suite du développement plus fort du fond de l'utérus, l'insertion de ces ligamens est beaucoup plus basse. Ces mêmes ligamens sont doués d'élasticité à un haut degré, et même de contractilité subordonnée et en rapport avec celle de la matrice. Seulement le col de la matrice est plus fortement attaché au bassin, par ses attaches à la vessie urinaire et au rectum au moyen du vagin dans lequel le col se prolonge.

Dans un cas d'inversion complète et absolue de la matrice sortie hors de la vulve, en forme de poire de la grosseur de deux poings, à la suite d'un accouchement très-précipité et

de l'extraction presqu'instantanée du placenta,
par le cordon ombilical, j'ai observé et palpé
les contractions des ligamens ronds de la matrice, tant par les tégumens du bas-ventre que
par le vagin renversé et arrêté entre les grandes
lèvres ; ces contractions étaient tournoyantes ver-
miculaires, et presque aussi fortes que le sont
ordinairement celles de la matrice pour l'expulsion du fœtus ; le fond et le corps, sortis entièrement hors du bassin ne faisaient cependant
plus aucun mouvement. La malade est morte
dix minutes après mon arrivée. J'ai pris ces
mouvemens pour des efforts des ligamens de redresser la matrice.

Dans un autre cas, appelé pour une retention du placenta, une heure et demie après la
naissance du fœtus, j'ai trouvé la matrice remontée au-dessus du creux de l'estomac, le fond
caché derrière le cartilage xiphoïde, et l'orifice à quatre doigts au-dessus du nombril, par
suite d'une forte extension de la vessie urinaire,
contenant plus de deux litres d'urines. Je re-
viendrai dans la suite sur ces observations.

Une autrefois sur une femme enceinte de quatre mois à sa cinquième grossesse, j'ai trouvé
renversement de la matrice, accident auquel il me
paraissait impossible de remédier. J'aurais tenté
de provoquer l'avortement, mais encore cet ex-

pédient m'offrait trop de chances malheureuses par rapport à l'état d'enclavement de la matrice par son axe longitudinal. La malade observée pendant quelque tems s'est habituée peu-à-peu à son état de souffrance, et à terme de sept mois elle est accouchée d'un enfant bien portant, à son grand regret, car elle était très-pauvre. Voilà comme les attaches de la matrice appelées ligamens, peuvent prêter et se soumettre à l'organisme.

D'autres fois voulant expérimenter sur des cadavres, si je pourrais réussir à faire un prolapsus de la matrice, par quels moyens je pourrais y parvenir et dans quelle direction il faudrait opérer, je n'ai pas gagné six lignes. La même chose m'est arrivée en voulant faire le même essai sur des femmes à carcinome de la matrice.

Les attaches de la matrice aux parties contiguës, sont donc susceptibles d'une extensibilité et d'une contractilité organiques et consensuelles étonnantes, que l'art ne peut pas imiter, ni effectuer par les médicamens.

Attendre, et requerir même, l'état de grossesse et assurer à la matrice la faculté de concevoir, et au fruit de la conception la matière nutritive nécessaire, tel est le but de la fonction des ovaires et de la matrice en état de non-grossesse.

La faculté de concevoir est entretenue par l'affluence d'un sang toujours nouveau et frais, et en telle quantité qu'il en reste toujours en réserve pour la nutrition du fruit en cas de conception. Mais ce sang cumulé par cette raison dans la matrice y subit probablement une altération qui le rend impropre pour rentrer dans la circulation, ou peut-être est-il en trop grande quantité et occuperait-il trop l'organisme à cet effet; il s'écoule donc au moyen d'un écoulement ou évacuation passive dès que les vaisseaux, ou l'excitation organique de la matrice cessent de le retenir.

Les femelles d'animaux vivipares à mamelles, sont aussi sujettes à une affluence spéciale du sang vers l'organe sexuel à l'approche de l'époque du rut; mais elle n'est pas suivi d'évacuation sanguine, parce que la conception manquée, l'état de rut cesse pour un tems déterminé et le sang engorgeant l'organe sexuel peut être résorbé, sans qu'il en résulte irrégularité, ou qu'il entrave la fonction.

La menstruation est donc la suite de la fonction des ovaires, et sa périodicité dépend du tems requis pour l'origine, la maturation et la maturité de l'ovule; ce tems est préscrit et déterminé organiquement à la minute, à-peu-près, comme l'est celui de la durée de la gestation:

il est de 27 jours, comme le tems de celle-ci est de 270 jours.

Le sang menstruel n'étant pas attiré à la matrice pour son économie propre , ni par son organisme , mais par celui des ovaires , et son écoulement formant une évacuation passive par la matrice, il s'ensuit, que dès que les ovaires ne fonctionnent pas dans leur propre intérêt organique , il n'y a plus de menstruation , bien qu'il puisse s'écouler du sang par la matrice par une autre cause et par état pathologique de la matrice. Il ne faut néanmoins pas perdre de vue, dans les cas de maladies, l'anastomose des vaisseaux spermatiques ou ovariques avec les vaisseaux utérins , dont les premiers viennent plus directement de l'aorte que les seconds que fournit l'artère hypogastrique , ainsi que celle des nerfs , dont les ganglionaires, arrivant par les plexus rénaux et hypogastriques ne servent qu'à la vie végétative , et ceux qui viennent du plexus sacré sont pour la sensitive. Il est sous ce rapport important, dans les cas pathologiques, de rechercher , si c'est de l'ovaire ou de la matrice , que dépend la cessation subite des règles, leur manque , leur écoulement trop fort, ou irrégulier, avant de faire le pronostic et de fixer l'indication.

La force de la contraction de l'utérus et la

cause de cette force, font supposer à cet organe une structure musculaire. Un utérus desséché à l'état d'extension et provenant d'une femme trouvée noyée au dernier mois de la grossesse, a offert un tissu de feutre à fibres extrêmement fines et déliées, courtes et se croisant en tous sens. Je les considère comme se servant réciproquement d'antagonistes par leur rencontre et leur insertion l'une dans l'autre; peut-être qu'il y en a de plus ou moins tendineuses, suivant leur attache aux artérioles qui font partie de la même texture feutrée. Cet antagonisme mis en action mal-à-propos, cause des spasmes, des crampes, relâchement ou constriction, retention ou écoulement morbide de secrétions ou excrétions, heureusement modifiés ou modérés, par l'étendue de l'organe relativement à l'exiguité des masses de fibres en dissension et par la facilité avec laquelle d'autres masses de fibres peuvent contrebalancer l'action des premières.

La structure primitive presque tendineuse des fibres musculaires de la matrice, du moins avant d'être ramollies, gonflées et distendues par l'état de grossesse, rend la substance de l'organe indolente à un haut degré, et les douleurs dans l'organe même ne surviennent que lors d'une affection locale aiguë, comme cela arrive dans l'inflammation des tendons ou des membranes tendineuses.

La disposition physiologique de la matrice à ne pas s'opposer facilement à l'affluence extra-ordinaire de sang, détermine quelquefois une ré-vulsion salutaire pour la guérison d'autres ma-ladies, ou seulement pour les rendre stationnai-res, surtout si cette affluence a lieu sans que l'organe soit malade lui-même. Mais pareille af-fluence avec écoulement de sang, dans les ma-ladies aiguës est un symptôme grave et dénote un état de tribulation de l'organisme, qu'il faut bien se garder de prendre pour un changement en mieux de la maladie, ni pour menstruation.

----

4. *De la matrice comme organe gestateur.*

Bien que l'œuf fécondé et parvenu dans la matrice, s'y établisse, par sa propre activité, comme la graine jetée dans la terre, la matrice n'en reste pas pour cela dans l'inaction. L'ex-citation exercée sur elle par l'ovule trouble bien-tôt son harmonie avec l'organe de la digestion; l'action des nerfs de cet organe diminuant d'in-tensité à mesure que celle des nerfs de la ma-trice augmente, il en résulte un manque d'ap-pétit, des nausées, une pression sur l'estomac et même des vomissemens , qui ne se passent souvent que vers la fin de la gestation , et d'autres fois à mi-terme. Tout ce que l'art conseille en fait de médicamens , contre ces affections est pour l'ordinaire sans effet. A l'exception de ces symptômes , qui ne sont cependant pas constans , l'état de grossesse semble convenir à l'économie animale en général , et spécialement à la matrice, qui s'occupe de fournir à l'embryon , non seulement la matière convenable pour sa nourriture , la chaleur et la localité propre à son économie et à son développement, mais qui opère encore , par ses propres moyens organiques , sa distension en longueur , largeur et profondeur et son déplacement dans l'intérêt du fœtus.

Le sang , qui sans la conception aurait été évacué par le flux menstruel , est maintenant à la disposition de l'œuf , qui en met à profit , par ses moyens organiques propres , ce qui lui en convient ; le superflu est reçu par la matrice et revient dans la circulation de la mère , sans qu'il y ait échange de sang ; car l'enfant et la mère ont chacun leur économie organique particulière , et le fœtus ne reçoit directement de la mère que la chaleur de l'incubation , à l'instar de l'œuf de l'oiseau , ainsi que les soins maternels.

Comme le sang circulant par la matrice arrive

avec plus de force qu'il n'en retourne, à cause de l'excitement continuel qu'exerce l'œuf sur elle, et comme celui-ci ne met pas plus à profit de ce sang, qu'il n'en convient pour son accroissement, calculé organiquement à la minute d'après les recherches de Sœmmering, il existe toujours phéthore veineuse dans la matrice, surtout à sa surface externe. De là ces grosses veines et les hémorrhagies utérines dangereuses, dès que quelque obstacle s'oppose à la circulation de ce sang par les veines, et oblige ce dernier à se faire jour soit à travers les ramuscules des veines, recevant immédiatement le sang des extrémités artérielles de la matrice, soit à travers ces dernières mêmes.

La matrice renfermée jusqu'à l'époque de la conception dans la cavité du bassin, s'en éloigne successivement et monte dans la cavité abdominale, sans toutefois oublier, que la route, qu'elle prend pour monter, doit être la même pour redescendre ; c'est-à-dire, que son axe longitudinal reste toujours disposé à coïncider avec celui du bassin. A cette fin, bien que libre pour les neuf dixièmes par son extrémité supérieure dans la cavité abdominale, vers la fin de la grossesse, et flottant ou tombant de côté et d'autre, elle est fixée par sa partie inférieure au vagin et au rectum, de sorte que son extrémité inférieure correspondant à l'axe du bassin reste au centre du détroit abdominal. De plus, malgré cette liberté étonnante, qui semble autoriser à supposer à la matrice les positions les plus désavantageuses pour la grossesse et l'accouchement, l'organisation a des moyens pour les prévenir, ou pour y remédier, lesquels affaiblissent et rendent même nuls les effets des lois de la mécanique et de la physique, qui pourraient inspirer une pareille crainte.

A mesure que la matrice monte et sort de la cavité du bassin, son axe longitudinal prend la direction de l'axe du bassin supposé prolongé en haut, et l'orifice de la matrice, suivant cette direction, se trouve bientôt placé vers la saillie du sacrum, tandis qu'avant la conception, on l'avait trouvé correspondant à la symphyse du pubis.

Ce déplacement de l'orifice de la matrice devient pour cette raison un signe de grossesse ; mais tout engorgement, ou maladie de la matrice, avec augmentation du volume de son corps et de son fond peut causer le même déplacement. C'est donc la consistance et la manière d'être de la matrice et l'absence de maladie locale, qui doivent être prises en considération à cet égard ; encore cette dernière peut-elle avoir lieu en même tems que la grossesse.

Par la grossesse la substance de la matrice se ramollit, devient spongieuse et se gonfle. Son activité diminue vers la fin de la grossesse, elle se relâche, tombe en avant, et laisse même descendre la tête encore recouverte de la partie antérieure de la portion vaginale, dans la cavité du bassin. Il s'établit un écoulement glaireux provenant, soit du relâchement de la matrice, soit de matières excrétées entre les membranes de l'œuf et la matrice et qui prépare les parties à l'accouchement.

5. *Du fœtus.*

Le germe qui renferme l'embryon, parvenu dans la matrice, se change en enveloppes membraneuses distinctes, mais collées l'une à l'autre, qui sont : l'alantoïde ou la caduque de Hunter, le chorion et l'amnion. Ces membranes remplies d'eau appelée eau de l'amnion, sans en être gorgées, contiennent l'embryon, du nombril duquel sort le cordon ombilical pour s'insérer, avec la partie des enveloppes qu'il y intéresse, à la surface interne de la matrice et y former le placenta, et c'est toujours vers la partie de la matrice qui se trouve être la supérieure, que cette insertion est dirigée.

Le cordon ombilical se trouve d'abord inséré au centre du placenta; mais en raison du changement continuel de la direction de l'axe longitudinal de la matrice, le placenta s'étend toujours vers sa région la plus haute et le cordon ombilical cesse de se trouver inséré au milieu du placenta. C'est de là qu'il arrive que le placenta peut recouvrir l'orifice interne de la matrice, lorsque cet organe a une position fortement oblique, d'avant en arrière, dès le commencement, ou du moins dès le deuxième mois de la grossesse; par suite de cette position de la matrice, la partie postérieure de son col est la plus haute, de sorte que le placenta se trouve toujours attaché, en pareil cas, à la paroi postérieure de la matrice; aussi pour parvenir plus facilement aux membranes, lorsqu'il s'agit de les rompre afin de faire écouler les eaux, il faut que l'accoucheur introduise la main entre le pubis et le fœtus, et non entre ce dernier et l'iléon ou le sacrum, pour ne point se trouver obligé de décoller une grande portion du placenta avant d'arriver aux membranes.

La tendance du cordon ombilical, et par conséquent du nombril, à se tourner vers le haut de la matrice, est encore une des causes de ce que la tête prend sa position en bas, par suite de la plus grande pesanteur et du plus grand volume de la partie du corps qui est entre le nombril et le sommet de la tête ; c'est aussi par suite de cette disposition, et par la position de la matrice d'avant en arrière vers le sacrum, que le dos de l'enfant est tourné vers la paroi antérieure de la matrice, offrant une concavité propre à loger la convexité du dos de l'enfant. L'insertion du cordon ombilical au haut de l'utérus, ou la tendance du nombril à se tourner vers cet endroit, ainsi que la direction du jet de ses artères, et même la propriété du placenta de ne s'étendre que vers la région la plus haute de la matrice, et de plus la matière légère graisseuse ou gélatineuse, qui enduit le cordon, contribuent, avec les propriétés mentionnées ci-dessus relativement à la position et à la forme du fœtus et de l'utérus, à rendre difficile la sortie du cordon ombilical avant la tête de l'enfant, ou avec elle, et préviennent tant les positions transversales, que la circonvolution du cordon autour de l'enfant, et des nœuds coulans du cordon, accidens rares, auxquels cependant dispose la longueur du cordon ombilical, nécessaire à la libre circulation du sang, pendant la gestation et surtout pendant l'accouchement.

L'accroissement successif du fœtus étant calculé et déterminé par l'organisation de la manière la plus précise, il en résulte que le tems

de la grossesse et son terme le sont avec la même
exactitude. Ce tems est de neuf mois ou de 273
à 275 jours.

Parmi les propriétés organiques de l'œuf, relativement à ses rapports avec le logement que
lui fournit la matrice, nous remarquons surtout
l'état de flexion du corps du fœtus, ou plutôt
l'état d'inaction complète de tous ses muscles,
par suite duquel le corps de l'embryon est relativement à l'action de la matrice sur lui, dans
un état passif. C'est probablement cette attitude
primitive et cet état passif du fœtus qui pour
toute la vie en rendent les muscles fléchisseurs
plus forts que les extenseurs. C'est donc sur le
compte de la matrice qu'il faut mettre les causes d'accouchemens pathologiques, de mauvaise
position du fœtus, ou de l'un de ses membres
et non sur celui du fœtus ; les mouvemens pendant la grossesse ne sont pas occasionnés par les
contractions alternatives des muscles extenseurs
et fléchisseurs, pour s'essayer et s'habituer à se
mouvoir ; mais par quelque excitation interne
dépendant de l'accroissement de l'embryon et
de l'extension d'appareils organiques disposés à
cet effet. Par cette raison un membre du fœtus déplacé par une force étrangère, reprend
sa position naturelle dès que cette force a cessé,
à moins que l'articulation n'eût été forcée ; et

c'est par suite de la même disposition de l'organisation, dans l'attitude habituelle du fœtus, que le menton et le nez se trouvent appuyés sur le sternum, même dans la position peu fréquente, où l'enfant se présente par la face; car, dans ce cas, l'occiput n'est replié et appuyé contre l'épine du dos, que par suite du travail, devenant plus long et plus pénible par le déplacement nécessaire de la tête, ou l'éloignement préalable du menton de la poitrine. En examinant et observant sous ce rapport la tenue de la tête de l'enfant nouveau-né, nous trouvons, que ni les muscles fléchissant la tête en avant, ni les antagonistes de ces muscles, qui renversent l'occiput sur la nucque, sont encore assez forts pour ces fonctions; ce qui prouve que l'attitude de flexion de l'embryon n'est pas due à ses forces musculaires. Il paraît de plus que c'est par cette incapacité propre au nouveau-né de faire usage des muscles fléchissant le cou en avant et en arrière, que l'organisation veut empêcher tant la respiration prématurée, que sa trop grande vigueur dans la première période de la vie. Pour ce premier but le menton et la face sont fortement pressées contre la poitrine, ou l'occiput contre la nucque, pendant l'accouchement; et en général tant cet état de gêne, pour les nerfs et les muscles servant à l'acte respiratoire, que la grande faiblesse de ces muscles après la naissance , doivent être comptés parmi les propriétés qui distinguent le fœtus de l'adulte.

Une autre propriété qui dérive de l'état purement passif de la position du fœtus, c'est de voir coïncider son axe longitudinal avec la direction de l'axe du bassin, à la seule aide de la direction de l'axe longitudinal de la matrice, fixée par son extrémité inférieure au centre du détroit supérieur du bassin. Il résulte de cette propriété , d'abord, que la tête peut descendre dans l'excavation du bassin , poussant devant elle la partie antérieure de la portion vaginale de la matrice , sans que l'orifice de celle-ci descende en même tems , mais qu'il reste fort haut , et correspondant à la saillie du sacrum , pour conserver à l'axe longitudinal du fœtus sa coïncidence avec celui du détroit supérieur ; et, ensuite , quand , vers le terme de la grossesse , le bas-ventre penche en avant et pend presque jusqu'aux genoux, que le fœtus reste encore dans cet axe quoique la tête soit maintenant appuyée sur le bord pubien du bassin et même renversée sur la face externe de la symphyse pubienne.

La tête du fœtus, comme sa partie la plus grosse, a été mesurée par les accoucheurs, par

rapport aux dimensions, ou diamètres du bassin. On distingue à la tête du fœtus quatre diamètres, le droit ou occipito-frontal de 4 pouces;
l'oblique ou susoccipito-mentonnier de 5 pouces;
le transversal, ou bibregmatique d'une bosse
pariétale à l'autre de 3 ¾ pouces, et le vertical
ou l'axe occipito-bregmatique, du sommet de
la tête au trou occipital de 3 ½ pouces. Quelque
intéressante que soit la connaissance de ces dimensions, elle n'offre cependant pas les grands
avantages que la théorie croit pouvoir en déduire.
On appuie trop là-dessus, et il en résulte, pour
l'instruction et pour l'enseignement de l'art, un
faux point de vue, une fausse direction, par
laquelle l'organisme se trouve subordonné à la
mécanique et le bon sens à des démonstrations
de finesses d'escrime, d'où naît une prévention
difficile à surmonter dans la suite. Le diamètre
de la tête qui s'engage dans un diamètre donné
du bassin, y passe aussi, ne serait-ce qu'en
avançant alternatiment par ses extrémités; et
prétendre qu'il est possible de changer à volonté
la position de la tête en une autre, pour s'y
maintenir, sans la continuation de l'action de
la force externe qui a du opérer ce changement,
c'est croire à une chimère.

Il est plus essentiel de considérer la tête du
fœtus relativement à sa forme globulaire, pour

déterminer si et comment elle passera par le bassin. Elle présente, comme Levret l'a enseigné, deux cônes à base oblique commune ; cette base est la base du crâne, dont la circonférence appelée le couronnement passe des régions sus-orbitaires et temporales à la bosse ou épine de l'occipital. La base du crâne offre le diamètre antéro-postérieur, ou bi-susorbito-occipital divisant cette base d'après la ligne médiane de la tête ; et le diamètre transversal ou bi-pétral, divisant cette base en moitié antérieure et moitié postérieure. Le centre de la base du crâne est aussi le centre de la tête, qui, dans l'accouchement doit suivre la route de l'axe du bassin depuis son entrée jusqu'à sa sortie. Faire passer la base du crâne longitudinalement par le bassin, et son centre toujours coïncidant avec l'axe du bassin, tel est le but de l'organisation et le problême à résoudre lors de l'extraction de la tête pour toutes ses positions.

Baudelocque a, il y a environ 60 ans, rapporté une observation, selon laquelle la tête s'était prodigieusement alongée dans un accouchement long et difficile mais terminé par les seuls efforts de l'organisme, et avait diminué en même tems par ses diamètres droit et transversal. On en avait conclu, que le volume de la tête devait être diminué de même au moyen du for-

ceps, et on s'était mis en besogne de calculer le
mode et le degré possible de cette diminution,
jusqu'à ce que 3o ans après le même Baudelocque eût démontré, que cette diminution et
les conséquences que l'on en avait tirées dans
l'intérêt de l'art ne pouvaient, ni ne devaient
être admises. Dès lors il n'était plus raisonnable d'y penser.

Cependant à tout bien considérer, le volume,
ou plutôt la circonférence de la tête peut être
diminuée par la retrocession de l'os occipital sous
la suture lambdoïde, par suite de laquelle la
convexité de cet os paraît quelquefois avoir disparu, ou du moins ne devoir plus être mise en
compte. Ce mode de prêter de la tête doit être
apprécié dans la circonstance, sans cependant
mériter d'être pris grandement en considération
pour la pratique.

En résumé les expériences et les recherches
de Baudelocque, au sujet de la réduction des
diamètres de la tête, prouvent que le mesurage
de la tête n'est pas d'une grande ressource à l'accoucheur. Cette partie trop grosse ou trop forte
par maladie, et le degré de l'irrégularité ne peuvent être reconnus et déterminés, qu'au moyen
du toucher avec la main entière, et laissent
pour résultat que la tête trop volumineuse de l'enfant et disproportionnée par grosseur à un degré

déterminé au passage que lui laisse le bassin, n'y passe pas, sans être diminuée au désavantage du fœtus, à moins d'élargissement artificiel de la voie pour naître.

Le placenta ou l'arrière-faix constitue une partie essentielle de l'œuf. Bien que ne se développant, et ne se formant que vers la fin du deuxième mois de la gestation, ses rudimens servent, dès l'arrivée de l'ovule dans la matrice, à l'implantation de celui-ci, et d'attache principale et presque exclusive à l'organe ; surtout en proportion que diminue et cesse sa connexion par la membrane caduque à la matrice. Le placenta entretient la communication du fœtus avec la mère ; il sert à aggrandir l'appareil circulatoire ; il constitue le laboratoire pour l'entretien de la chaleur animale du fœtus. Il active l'extension organique de la matrice par un stimulus organique et devient la cause, qui détermine les contractions de la matrice pour revenir sur elle-même, par l'action de ce stimulus cessant peu-à-peu, par suite de la maturation du fœtus et de l'etablissement successif de son économie propre.

Plus le fœtus est près de son origine, plus il a besoin de l'organe placental ou de ses rudimens qui attachent son existence à la mère et l'isolent du monde externe ; et plus le pulmonaire est inutile. Plus le fœtus est près de la naissance, plus l'organe placental se prépare à la cessation instantanée de son action, avec la mise en activité de l'organe pulmonaire, qui doit l'attacher aussitôt au monde externe, et dès qu'il se trouve isolé de la mère.

La huitième paire des nerfs cérébraux, naissant de la moelle alongée, sert d'intermédiaire à la naissance et après, pour mettre en communication le système nerveux ganglionaire avec le cérébral, et les deux avec le monde externe et l'air ambiant, qui constitue le milieu dans lequel l'animal doit vivre. Exposée plus directement à l'action chimique de cet air, elle active, précise, rehausse et soutient la fonction des deux systèmes nerveux par leur rapport réciproque, au moyen de ses anastomoses avec les nerfs du poumon, du larynx, du pharynx, de la langue, tous organes ayant spécialement besoin d'être en relation avec le monde externe.

De nulle nécessité avant la naissance, la fonction de cette paire de nerfs ne commence qu'avec cette époque. C'est sa mise en activité, la première action du nerf pneumogastrique sur le système ganglionaire, qui causant révulsion, donne une autre direction à l'action de ce système et le détermine à abandonner la circulation placentale, ou à retirer son action et son

influence nerveuse sur cette fonction. La cessation de l'action de la huitième paire , dans la
suite, cause les convulsions , par cessation de l'action du pneumogastrique sur le cerveau , ou l'asphyxie , par cessation de l'action du pneumogastrique sur les anastomoses ganglionaires , ou un
état compliqué de suffocation et d'apoplexie ,
suivant que la relation des nerfs ganglionaires
avec les cérébraux , ou de ceux-ci avec le pneumogastrique de la huitième paire est interrom-
pue ou faussée , et que la circulation du sang
s'en trouve compromise.

C'est donc sur l'excitation de ce nerf qu'il faut
appuyer, dans l'asphyxie du nouveau-né , avec
les précautions de ne point causer sur-irrita-
tion.

L'artère ombilicale déconduit le sang aortal
dans le placenta , pour y servir a des excrétions
à éliminer hors du corps du fœtus ; excrétions
que des veines ne seraient pas propres d'opérer.
L'artère pulmonaire déconduit le sang du passage
dans l'aorte , dans les poumons , pour y déposer
et éliminer des matières excrémentitielles qui ne
doivent plus retourner dans la circulation , et
que les veines avaient admises ou reçues , mais
qu'elles ne sont pas propres à éliminer ; c'est
donc après avoir terminé la circulation et avant
de la recommencer que les deux espèces de sang

sont assujetties à une purification, excrémenti-
elle pour laquelle elles doivent être de nature
artérielle, tout en conservant les matières nutritives antérieurement acquises par les veines,
parce que les artères pulmonaires manquent d'occasion de les employer, comme les artères ombilicales qui sont à-peu-près sans fonction récré-
mentielle. C'est ainsi que les substances versées
dans l'oreillette droite du cœur, y arrivent, chez
le fœtus par le foie et par la veine ombilicale,
et dans l'adulte par le foie et le conduit thoracique.

Le sang ombilical n'a pas plus besoin d'échange
de sang avec la mère, que le pulmonaire n'en
a besoin de quelque partie du corps. Le changement de celui-ci se fait par l'entremise de l'air
externe; le changement du premier se fait par
la fonction des artères ombilico-placentales. La
veine ombilicale offre un sang noir épais moins
bon conducteur de calorique, comme ne devant
encore ni rendre susceptible le système nerveux
cérébral d'impressions par les objets externes,
ni régler une température sujette à des changemens, ni servir à des excrétions. Les veines
pulmonaires charient un sang coloré dans les extrémités artérielles bronchiques et devenu instantanément rutilant par suite d'excrétions pulmonaires activées par le nerf vague, qui détermine

l'arrivée brusque de l'air atmosphérique dans les voies aériennes et par cela la dilatation et la compression des poumons et la propulsion du sang vers le cœur. Ce sang acquiert ainsi une plus grande capacité pour le calorique, la faculté de régler la température du corps, et à conserver l'équilibre entre la dissipation et l'entretien de la chaleur animale.

Dans le fœtus les organes sont formés par mélange, par aggrégation, par affinité, par combinaison chimique, soit par l'influence de l'organisme de la matrice, soit dans la suite successivement par les nerfs ganglionaires du fœtus, ou par sa vie organique augmentant d'intensité.

Les nerfs cérébraux ne sont mis en activité et ne fonctionnent qu'à l'aide de l'excitement par le sang rouge; cependant un excitement par un agent mécanique ou chimique, peut provoquer une action semblable. De-là les mouvemens de l'embryon par suite de l'état de gêne que son accroissement rend de jour en jour plus importun, les efforts de respirer avant d'être né, ou la vagitation utérine, suites d'excitation du pharynx par des manipulations, et le serrement du doigt de l'accoucheur, par la main du fœtus, lors de la présentation de la main.

C'est sous ce rapport qu'il faut considérer le

changement subit de condition du fœtus naissant, et l'action du froid sur son organe cutanée, comme aidant à déterminer l'action de l'air sur les poumons, et le premier effort pour respirer.

Les glandes thyroide, thymus, surrénales dans le fœtus, et la vessie biliaire servent de dépôts pour laisser séjourner des matières récrémentielles, ne pouvant, ni ne devant être utilisées ou excrétées avant la naissance; ou pour déconduire de l'organe, qui ne doit fonctionner avant la naissance, les matières excrémentielles.

Le foie donnant plus d'étendue et plus de latitude à la circulation, rassemble tout ce qui résulte de l'acquisition par la circulation, ou par les veines ombilicales et intestinales et mêle au sang le produit des matières nutritives provenant de leur séjour dans l'organe et qui s'y sont accumulées. Sa fonction pourrait être comparée à celle du conduit thoracique dans l'adulte, d'autant plus que l'une et l'autre de ces fonctions paraissent être passives.

---

6. *Des voies excrétoires pour le fœtus et de sa position la plus convenable sous ce rapport.*

Le fœtus parvenu à la maturité voulue par l'organisation a pour l'ordinaire la tête tournée en bas et appuyée sur la portion vaginale de la matrice et sur le bassin. Comme sa forme est ovoïde, il peut aussi présenter à cette partie de la matrice l'extrémité opposée ; mais cette position laisse présumer, qu'il y a eu quelque irrégularité qui a contrarié l'exécution ponctuelle de l'état physiologique, et peut même donner lieu à une position plus ou moins transversale du fœtus, à laquelle l'art doit remédier. Le passage du fœtus n'est point pour cela impossible, tant que le cas n'est pas compliqué de difformité. L'organisation trouve, pour la parturition, des moyens d'autant plus nombreux et plus efficaces, que la fonction est plus compliquée. La tête du fœtus peut se présenter, à l'accouchement, dans une position plus ou moins avantageuse ; car l'organisation n'en reconnaît qu'une pour être la parfaite ou régulière ; les autres ne sont que des déviations plus ou moins prononcées de celle-ci. Cette position consiste, en ce que la région postérieure du sommet de la tête soit dans la ligne centrale du bassin et l'occiput tourné vers un côté, ou vers l'une des symphyses ileo-pubiennes. Celle où l'occiput est tourné vers le côté gauche du bassin est la plus avantageuse et la plus fréquente ; elle est plus particulièrement déterminée : par la position, naturellement oblique, de la matrice,

de droite à gauche; ce qui provient 1) de la direction du rectum tenant plus la gauche à son
entrée dans la cavité du bassin ; 2) de l'habitude d'appuyer sur la jambe droite, en marchant
et en travaillant, et 3) de l'habitude d'être cou-
ché sur le côté droit, pour moins géner l'estomac et le cœur. Ces circonstances méritent une
considération particulière, en ce qu'elles disposent la matrice, qui prend pendant la grossesse
une position oblique de droite à gauche et d'a-
vant en arrière, à tournoyer un peu sur son
axe longitudinal, ce qui donne à son axe transversal la direction du diamètre oblique du bassin de la cavité cotyloïde droite; position de la
matrice qui détermine la direction de ses forces
expulsatrices et de ses mouvemens rotatoires,
dans le même sens pour tout accouchement,
quelle que soit d'ailleurs la position spéciale de
l'enfant, et qui détermine par cela les nuances
relativement à la facilité de l'accouchement. L'on
concevra que, sous ces conditions, l'accouchement où l'occiput répond au côté droit du bassin pourra présenter quelque difficulté, que la
position opposée n'aurait point offerte, parce
que l'occiput sera disposé à glisser vers la cavité
sacroiliaque droite, au lieu de faire ce mouvement vers le pubis. Cette difficulté est cependant
dant d'autant plus facilement surmontée par les

forces qui président à la parturition, qu'elles remédient à de plus graves inconvéniens, résultant de déviations très-fortes de la position la plus avantageuse. Pour bien se former une idée de la simplicité des moyens mécaniques et physiques que l'organisation a le droit de supposer de la part de la tête du fœtus et de la part du bassin : que l'on donne à un fœtus mort la forme ovoïde requise, qu'on le place, la tête tournée en bas avec son axe longitudinal dans la direction de ceux de la matrice et du bassin, sur le détroit supérieur du bassin d'un squelette de femme, qu'on laisse tomber ce fœtus, et la tête franchira sans difficulté, par son propre poids, le détroit supérieur et la cavité du bassin, et arrivera, dans une position convenable, jusqu'à la sortie du bassin, même en cas de déviation de la position la plus avantageuse.

Ayant constaté, par cette expérience, que la forme globulaire de la tête et même les bosses arrondies qu'elle présente, contribuent beaucoup à la facilité et à la régularité avec lesquelles la tête descend vers la sortie du bassin, de sorte que plusieurs lignes de différence dans les proportions de la tête avec le bassin n'y feraient pas encore obstacle, et ayant reconnu que la tête franchit les détroits, sa marche étant favorisée par l'élasticité des parois du bassin, dont les aspérités sont recouvertes et garnies de membranes, de cartilages et de tendons élastiques ou glissans, en considérant de plus que les parties molles qui tapissent le bassin, se ramollisent, se prêtent, se laissent mouvoir de côté, retirer ou avancer en état physiologique, dès-lors la pensée de mesurer la tête, et de comparer ses diamètres avec ceux des détroits du bassin ne paraît nullement naturelle. Elle conduit à l'indifférence sur l'état réel et les dispositions spéciales de l'organisme qui, sans égard aux chicanes de l'école, s'arrange à ce que la tête passe; et cela est si vrai, que pour l'ordinaire, la tête ne fait dans son passage aucun mouvement, ni d'un côté, ni de l'autre, et se borne au contraire strictement à descendre et à sortir du bassin dans la seule direction et par le seul mouvement que lui prescrivent son poids et l'axe du bassin. Les mouvemens forants de la tête, que nous observons quelquefois lors de son passage par le bassin, ne sont ni constants, ni obligés. Mais trop fréquemment observés par les accoucheurs qui abandonnent aux sages-femmes les cas d'accouchement ordinaires et faciles, et ne s'occupent que d'accouchemens laborieux qui exigent, ou paraissent exiger les secours de l'art, ces mouvemens forants ont été censés nécessaires et inséparables de tout accouchement ; on les a même attribués mal-à-propos à des efforts que fait le fœtus pour contribuer à la fonction de la parturition.

Nous remarquons au bassin *l'entrée*, le détroit supérieur ou abdominal ; *la sortie*, le détroit inférieur ou périnéal, et *la cavité*. Le détroit supérieur offre quatre diamètres : l'antéro-postérieur de 4 à 4 $\frac{1}{2}$ pouces, les deux obliques de 5 $\frac{1}{4}$ pouces et le transversal de 5 pouces. Le détroit inférieur offre le diamètre antéro-postérieur, de la partie inférieure de la symphyse sacro-pubienne à la pointe du sacrum de 5 pouces, et le transversal de la tubérosité d'un ischion à l'autre, de 4 pouces.

On représente la cavité du bassin comme formant un cône creux et courbé. On ferait mieux de la comparer à un cylindre creux et courbé, dont le milieu est plus ample que les cercles des extrémités. La ligne centrale ou axe de ce creux courbé, prolongé par le détroit abdominal du bassin, donne la direction de l'axe de l'entrée, et prolongée par en bas elle donne l'axe du détroit périnéal ; les deux axes prolongés se rencontrent en dehors de l'abdomen. Cette même ligne courbe désigne la voie, que le centre de la tête ou de la base du crâne, et successivement tous les points de l'axe longitudinal du fœtus doivent parcourir, lors de l'accouchement ; ainsi, dans la supposition que le ventre de la femme fût penchant en avant et la matrice renversée en avant sur les cuisses, l'enfant ferait pour naître le tour de la symphyse pubienne par toute la longueur de l'occipital.

La paroi postérieure du bassin, depuis l'angle sacro-vertébral à la pointe du sacrum a 4 pouces de longueur en ligne droite, et $5\frac{1}{2}$ pouces en courbure, le coccyx ne compte pas par rapport à sa rétrocession; les deux parois latérales, depuis la ligne iliaque jusqu'à la tubérosité de l'ischion, ont chacune $3\frac{1}{2}$ pouces, et la paroi antérieure, la hauteur de la symphyse du pubis, est de 2 pouces.

L'excavation du bassin est adaptée au tronc ou à la colonne vertébrale, de manière que, le corps étant debout ou l'axe du corps verticalement placé, la paroi postérieure du bassin est plus haute de $2\frac{3}{4}$ pouces environ que sa paroi antérieure, et plus haute de 2 pouces que les latérales. Il résulte de là, que le détroit supérieur fait pente d'arrière en avant, au point que sa direction prolongée en avant, forme un angle de 52 degrès; mais que le diamètre antéro-postérieur du détroit inférieur forme seulement un angle de 19 degrés.

Dans la position perpendiculaire énoncée de la femme, une ligne verticale du haut de la symphyse pubienne, n'est distante de l'axe du corps que de 2 ½ pouces, et du bas de cette symphyse que de 13 lignes ; ce qui diminue beaucoup l'espace, par où la matrice peut descendre pour faire prolapsus, et fait voir comment elle se trouve retenue en position malgré le peu de fermeté de ses attaches. C'est encore par suite de cette disposition, que les viscères du bas-ventre et la matrice en état de grossesse, se trouvent soutenues, mais changeant d'appui avec le changement de la position du corps.

L'axe du détroit abdominal rencontre l'axe du tronc ou du corps à un angle de 38 degrés. Ce dernier axe placé verticalement, fait que, relativement à la hauteur du bassin et de ses parois, la postérieure n'est que de 3 ½ pouces, au lieu de 4 pouces par rapport à sa direction oblique ; l'antérieure que de 15 lignes, au lieu de 2 pouces, et les latérales de 3 pouces, au lieu de 3 ½. Mais outre que ces parois ne sont pas d'égale hauteur, leurs extrémités supérieures et inférieures ne se trouvent encore pas placées à même hauteur ; d'où il résulte que la tête arrêtée au détroit abdominal par la saillie du sacrum et la symphyse du pubis, reste appuyée contre cette symphyse, jusqu'à ce que postérieurement, elle soit descendue le long du sacrum et parvenue, au détroit périnéal ; là la tête est arrêtée postérieurement par la pointe du sacrum , obligée d'attendre par ce point qu'elle soit descendue antérieurement le long de la symphyse pubienne et se soit logée dans l'arcade ; c'est ainsi que la tête élude de se voir enclavée entre deux points du même diamètre ; il en est de même au détroit périnéal , où la tête arrêtée postérieurement , cherche à s'échapper par l'arcade pubienne. Il est de plus à observer , que la tête fortement arrêtée , dans les deux cas , remonte souvent antérieurement , mais très-peu , pour qu'elle soit plus facilement dégagée postérieurement ; ce que l'on observe souvent lors de l'exclusion définitive de la tête , où la région de l'occipital déjà avancée jusque sous la symphyse pubienne semble rétrograder , pour laisser prendre un nouvel élan à la région frontale arrêtée par derrière.

Les différens diamètres du même détroit du bassin ne se touchent , ni ne coïncident l'un avec l'autre , et les points de départ ne se trouvent pas à la même hauteur, à moins de difformité. La tête ne peut donc présenter à la fois le même diamètre dans deux diamètres du bassin.

Cependant deux diamètres du bassin , trop rapprochés l'un de l'autre , peuvent rendre l'accouchement difficile , parce que maintenant la

tête doit passer un diamètre avant d'être suffisamment dégagée de l'autre ; ceci arrive, quand
le bassin n'a pas assez d'inclinaison, et que les
deux diamètres sacro-pubiens sont trop rapprochés par derrière.

Il n'a pas été question du coccyx, parce que
ce petit os mobile par l'articulation avec le sacrum, s'oppose rarement à l'exclusion du fœtus,
comme faisant partie du diamètre sacro-pubien
périnéal. Il est cependant quelquefois uni au
sacrum par ossification de l'articulation et fait
grand obstacle à la sortie de la tête, au point
que cette articulation en est rompue. Mais le
coccyx est d'un grand avantage dans l'accouchement, tant pour aggrandir le détroit périnéal,
par sa rétrocession, que pour coopérer à l'élasticité des ligamens sacro-sciatiques, déterminant
l'élan pour l'exclusion définitive de la tête, et
son ascension instantanée vers le pubis s'opposant à sa projection en avant.

Mais il peut arrriver que par suite d'une maladie, avant l'âge de la puberté, toute la charpente osseuse du corps, et par conséquent le
bassin aussi, aient contracté plus ou moins de
difformité, ce qui rend la voie par laquelle le fœtus doit passer plus ou moins impraticable à la
tête. De pareilles difformités ne se rencontrent
cependant pas aussi souvent qu'on paraît le pen-

ser , et elles n'entraînent pas toujours les inconvéniens pour l'accouchement qu'on croit devoir
en redouter.

La maladie appelée ostéomalacie , suite de ra-
chitis , n'entraîne pas toujours difformité du
bassin. L'espèce la plus fréquente de difformité
du bassin est la coarctation du diamètre sacro-pubien du détroit abdominal. L'accoucheur
doit juger si la tête de l'enfant pourra y passer
ou non , et déterminer d'avance par estimation ,
par le simple toucher et sans mesurage géométrique le degré de difficulté que l'obstacle opposera ; si , et par quel degré de force , il se laissera
surmonter , surtout sous le rapport de la disposition des parties molles.

Il est à cette fin de la plus haute importance
d'examiner et d'étudier le bassin frais , ou non
desséché. Dans cet état il offre plus d'amplitude
tant par rapport à l'état d'engorgement des ligamens, cartilages et membranes intermédiaires
des différens os qui composent le bassin , que
par rapport à la moindre roideur qui en résulte
pour ces os. La mobilité de la symphyse pubienne même sans écartement des deux os est
d'un grand avantage pour l'augmentation mo-
mentanée de l'amplitude du bassin en ce que la
périphérie du détroit abdominal s'en trouve élar-
gie par tous ses points.

En général il est bon de connaître les dimensions du bassin et les difformités de celui-ci,
mais il faut savoir trouver ces dernières sans
les avoir recherchées et en comprendre la signification, avant de donner l'alarme. Car dans ce
cas on veut toujours trouver plus qu'il n'en est.
En étudiant l'état sain, on reconnaît et comprend l'état maladif à venir, mais en étudiant
l'état maladif à venir, on ne reconnaît plus facilement ni ne comprend l'état sain présent.

Il ne faut pas conclure, d'une figure de travers, qu'elle accouchera mal ou difficilement,
ni se persuader que tout accouchement qui traîne
en longueur, ou dont les premières douleurs
sont insolites et pénibles tienne à une difformité
du bassin. Voilà d'où vient qu'un second accouchement dément pour l'ordinaire les prédictions
de l'accoucheur, qui a représenté le premier
comme n'avoir pu être terminé qu'au moyen
du forceps, pour obstacle de la part de quelque
région du bassin.

Les exostoses, stéatomes ou sarcomes qui
peuvent se trouver dans la cavité du bassin et
rétrécir, ou rendre impraticable la voie pour
l'excrétion du fœtus, doivent aussi être reconnus par l'accoucheur; les moyens d'y remédier
ou de circonvenir l'obstacle, que de pareilles
maladies font naître doivent aussi être prévus et

calculés d'avance , et traités d'après les principes de l'art et de la chirurgie.

On accuse souvent le bassin de ne pas présenter assez d'espace pour l'accouchement physiologique , quand ce sont d'autres parties de la voie par laquelle le fœtus doit passer et qui ralentissent et rendent difficile la fonction excrétoire.

Il arrive souvent, que malgré la bonne position de la tête , et les bonnes dispositions pour l'accouchement, relativement à la proportion de la tête au bassin , la tête est arrêtée au-dessus du bassin , ou dans le détroit abdominal par quelque résistance de la part des parties molles. Dès lors l'accouchement menace d'être lent et long. La matrice ne se relâche pas facilement, elle semble retenir l'enfant , son orifice s'ouvre avec peine et les premières douleurs poussent la tête de l'enfant vers les os du bassin, parce que la matrice n'est pas assez relâchée pour permettre à la tête de descendre par son propre poids; la portion vaginale de la matrice en est comprimée , et il en résulte des douleurs spasmodiques et exaltation de sensibilité de l'orifice de la matrice qui retiennent le fœtus. Voilà donc l'orifice et la portion vaginale de la matrice qui rendent l'accouchement difficile, plus long et plus douloureux, qu'il ne devrait être. Les symptômes

qui signalent cet état sont inquiétans, et souvent
alarmans, mais ils ne sont pas dangereux. L'organisation parvient tôt ou tard à faire rentrer
dans l'ordre les appareils qui résistent. En attendant qu'ils soient amortis par des résistances
inutiles et affaiblies jusqu'à l'état de collapsus,
la nature parvient à faire opérer l'excrétion finale
du fœtus. L'art n'est pas assez puissant pour
pouvoir remédier aux symptômes pénibles de
pareils accouchemens. Les instrumens dilatatoi-
res ne peuvent servir, que quand l'orifice de la
matrice est déjà disposé à céder sans ce moyen,
et dans ce cas les doigts de l'accoucheur font
moins de mal que ces instrumens, même avec
l'introduction de la main entière dans le vagin.
Les onguents opiacés ne parviennent pas jusqu'à
l'orifice de la matrice, et quelle autre action
pourrait on d'ailleurs attendre d'eux sur cet orifice que celle de tout autre topique émolliant,
comme le bain et le bain à vapeur ; car il ne
faut pas s'attendre à la résorption. Le borax n'a
pas soutenu cette brillante réputation qu'on a
voulu lui faire ; ce médicament a été abandonné
par les auteurs mêmes, qui en avaient prôné
l'effet salutaire, et le seigle ergoté subira le même
sort, quand l'enthousiasme des observateurs dé-
sireux de se voir cités, sera passé. J'ai allégué
en 1817 sur ce médicament une observation,

qui dans le tems m'avait paru digne de mention. Peu après il m'est arrivé que pour un accouchement lent et pénible, on a envoyé à un pélérinage à cinq lieues de distance, pour faire une offrande, et l'accouchement s'est terminé heureusement, juste au moment où le délégué est arrivé à la chapelle.

L'état spasmodique et récalcitrant de l'orifice de la matrice change souvent subitement, et comme par enchantement sans l'emploi du médicament vénéneux, qui, du reste, donné en petite dose, pendant plusieurs heures, doit du moins partager, avec le tems, l'honneur de la réussite. La bella-donna et la strychnine doivent être mises dans la même catégorie ; dans la supposition que ces médicamens peuvent être de quelque effet salutaire dans le cas de constriction spasmodique de l'orifice de la matrice, quelle garantie avons-nous qu'un pareil effet sur le système fibreux ou nerveux de quelque autre appareil du corps, ne détermine pas des symptômes plus dangereux et plus alarmans que ceux auxquels nous avons espéré remédier? Le médecin ne doit jamais oublier que l'effet de telle substance médicamenteuse est toujours général sur tel ou tel appareil et n'agit comme spécifique, que quand, par hasard, un tissu est particulièrement prédisposé, par maladie ou par état d'exaltation spéciale, à en recevoir l'impression. La saignée est le plus souvent faite sans succès; elle ne convient, que lorsque le travail est fort avancé, pour prévenir l'inflammation des parties souffrantes ou pour opérer un changement dans la circulation assez languissante pour faire craindre un engorgement veineux. Les moyens hygiéniques, tels que les bains tièdes et les injections dans le vagin, dans le bain, d'eau plus chaude que celle du bain et même les bains de vapeur, appliqués avec discernement, soulagent pour l'ordinaire; et le tartre émétique, donné en dose convenable, pour opérer une détente du système nerveux ganglionaire, par son action spéciale sur le diaphragme, est souvent d'un grand secours; il remédie à la résistance et à la rigidité de l'orifice de la matrice, dès qu'il détermine défaillance. L'état nerveux spasmodique de cet orifice se communique quelquefois au vagin, surtout quand ce canal est trop excité par des manipulations. Cet appareil organique, qui vers la fin de l'accouchement, ne forme plus qu'une cavité avec la matrice, se contracte efficacement et contribue avec cette dernière à activer l'excrétion du fœtus. Sa structure et ses fonctions sont, sous ce rapport, aussi remarquables que celles de la matrice. Avant l'âge de la puberté le vagin forme un canal étroit à parois résistantes et à replis d'une certaine épaisseur; à l'âge de la puberté ce canal diminue de longueur et devient moins résistant et plus large, surtout dans son milieu. Vers son orifice, il est muni d'une cloison, ou valvule à ouverture semilunaire, pour l'écoulement des règles. Cette valvule, appelée hymen n'a d'usage physiologique, que depuis l'époque de la puberté, jusqu'à celle du premier acte de la cohabitation, et l'état de grossesse. Cette valvule fortement relâchée avant l'époque de la puberté, sert maintenant à renforcer le dernier pli du vagin, que la tuméfaction et le ramolissement des parties sexuelles à cette époque, disposent à se porter en dehors et à céder au vagin plus engorgé d'humeurs qu'antérieurement; accident que l'état de grossesse prévient par la matrice qui, en remontant, entraîne le vagin. Le déchirement de cette valvule par la cohabitation, donne lieu à de petits replis en relief appelés caroncules myrthiformes.

En avant de cette partie se trouve de chaque côté un repli de la peau appelé les nymphes, ou les petites lèvres de la vulve, faisant partie de l'appareil qui constitue le sphincter des parties sexuelles, lors de l'exclusion du fœtus. Dans ce moment ces petites lèvres paraissent avoir disparu et être confondues avec les grandes lèvres; mais l'usage physiologique en est très-important;

elles forment alors une corde tendue en cercle,
depuis la symphyse du pubis , jusque derrière
la fourchette. Cette corde arrête la tête, la fait
rétrograder et la laisse avancer alternativement,
et contribue efficacement , de cette manière, à
ménager la fourchette et le périnée. On la trouve
plus grosse par en haut le long des os pubis, et
son élasticité et sa force particulière à cet endroit impriment à la tête l'élan nécessaire pour
monter et pour se développer en haut de dessous l'arcade du pubis. Après l'accouchement,
ces petites lèvres bien que restant encore relâchées, reprennent aussitôt leur ancienne forme
et leur situation et servent à clore la grande
ouverture dont le fœtus avait besoin pour sa
sortie.

Enfin les grandes lèvres , ou les lèvres externes de la vulve se prêtent facilement au passage
du fœtus , par suite de leur extensibilité et de
leur élasticité ; mais elles ont besoin, comme
l'orifice de la matrice, le vagin et les petites lèvres, d'une tuméfaction et d'un ramolissement
préalables déterminant leur relâchement, qui
survient souvent inopinément. Cette partie est
sujette à l'infiltration, à l'engorgement et à des
tumeurs variqueuses, ou à des épanchemens de
sang , qui sont à traiter d'après les principes
de la chirurgie.

La vessie urinaire, le méat urinaire et le rectum contenus dans le bassin sont des appareils purement passifs, lors de l'accouchement ; néanmoins ils donnent attache à la matrice et servent spécialement par cela à la fixer dans le bassin par la partie supérieure du col et à y contenir cette partie pour qu'elle reste toujours dans l'axe du bassin, quel que soit le déplacement du fond, du corps et de l'orifice de l'organe. Le méat urinaire est quelquefois comprimé entre le bassin et la tête, au point de ne plus laisser passer les urines, de sorte que celles-ci doivent être évacuées au moyen de la sonde ; le plus souvent elles passent, comme les excrémens, involontairement, par suite de la pression exercée par la tête sur la vessie et sur le rectum.

Les mamelles considérées comme faisant partie de l'organe sexuel de la femme, méritent encore une attention particulière relativement à leur état physiologique dont il sera question plus loin.

---

7. *Des symptômes généraux de l'accouchement, et de sa distinction en physiologique et pathologique.*

L'organisation s'est ménagé pour toute fonction physiologique une latitude qui ne permet pas de désigner au juste la ligne de démarcation dont la transgression détermine le trop, ou le trop peu. L'appétit nous invite à prendre plus d'alimens que l'organe digestif n'en exige, et celui-ci transmet ce surplus propre à être assimilé, quoique les organes se contentassent d'une bien moindre quantité. Il en est de même des secrétions et des excrétions, dont la quantité peut varier, ainsi que la facilité, ou la difficulté avec lesquelles elles se font. Cette incertitude et cette versatilité pour la plupart des opérations de secrétion et d'excrétion, offrent un contraste frappant avec l'exactitude que l'organisation observe relativement aux périodes ou au tems, qu'elle emploie, pour la maturation de ces mêmes secrétions ou excrétions.

Il est difficile de déterminer la borne où la fonction excrétoire de l'accouchement, cessant d'être physiologique, commence à être pathologique et à constituer état morbide, et il faut plus que pour tout autre état pathologique, que le médecin ait égard aux signes séméiologiques constatant l'état physiologique et qu'il les sépare des symptômes particuliers à l'état morbide.

En divisant les accouchemens en physiologiques ou réguliers et en pathologiques ou irréguliers, nous devons encore subdiviser chacun des deux genres en accouchemens qui sont tels d'une manière directe , ou d'une manière indirecte.

L'accouchement directement physiologique est celui qui se fait sans que , dans la fonction ex-crétoire du fœtus , la matrice ait besoin de com-promettre d'autres appareils organiques , que les parties sexuelles et les voies par lesquelles l'ex-crétion doit se faire ; ce n'est donc guères que l'accouchement de la première espèce des accou-chemens par le sommet de la tête d'après Bau-delocque , celui où l'occiput descend antérieure-ment , au côté gauche du bassin , qui est direc-tement physiologique. Baudelocque en établissant la distinction des six positions naturelles de la tête , a supposé que la position de l'enfant dé-termine la position spéciale de la matrice pour chacune des *positions*. Mais cela n'est pas. La matrice est ordinairement placée et dirige ses forces expulsatrices pour les cinq dernières po-sitions de la tête , comme pour la première , qui est la spéciale à l'égard de cette disposition de la matrice ; et c'est de là que provient la plus grande difficulté d'accoucher par ces cinq autres positions de la tête.

La première position de la tête n'est même que rarement parfaitement régulière , en ce que de légers incidens peuvent exiger les secours, plus ou moins prononcés , d'autres organes, de sorte qu'il est loisible et en même tems difficile d'assigner des limites à cette latitude physiologique. Il en est de même, mais avec plus de restriction des cinq autres positions, où la tête se présente par le sommet, et de la position où l'enfant présente la face, les fesses ou les pieds. Dans ces cas l'accouchement ne peut se faire, sans que les efforts de la matrice soient renforcés par ceux d'autres organes, aidant et soutenant les efforts de la matrice. Ces accouchemens sont encore physiologiques, mais indirectement, parce qu'ils exigent des mesures indirectes ou complémentaires de la part de l'organisation.

Lorsque, lors de l'établissement du diagnostic et du pronostic, ces moyens indirects doivent être censés ne pas suffire pour opérer l'excrétion du fœtus et du placenta, sans risque pour la santé ou pour la vie de la mère, ou du fœtus, l'accouchement devient pathologique. Il est indirectement pathologique, lorsqu'il n'offre un état morbide, que par un accident, survenu pendant le travail, ou par la maladie de quelque organe qui compromet la fonction de la matrice, ou même par la maladie de quelque appareil de l'organe sexuel, mais survenu par suite d'efforts et d'irrégularité du travail de l'enfantement.

L'accouchement est directement pathologique, quand il y a empêchement de la part des parties sexuelles par conformation morbide , ou maladie de ces parties, ou de la part du placenta ou du fœtus.

D'après ce principe l'on concevra que la séméiologie et le pronostic doivent marcher de pair avec le diagnostic, et que ce dernier pris isolément ne suffit pas pour prononcer sur la classification de l'accouchement par rapport aux indications pour les secours de l'art.

Il suffit donc pour la pratique de distinguer entre :

I. Accouchement physiologique ou régulier
   1) directement physiologique ; régulier sans efforts particuliers ;
   2) indirectement physiologique ; régulier par des efforts complémentaires.

II. Accouchement pathologique ou irrégulier par maladie
   1) directement pathologique ; irrégulier par maladie idiopathique ;
   2) indirectement pathologique ; irrégulier par maladie sympathique.

Toute fonction excrétoire forcée pour éliminer une matière devenue à charge à l'organisation, soit par la simple cessation de son intimité avec elle, soit par son action excitante ou mécanique résultant du volume de la consistance ou de l'acreté qu'elle a contractée , est plus ou moins douloureuse. Mais la douleur est en pareil cas un symptôme physiologique par lequel l'organisation avertit qu'il serait dangereux de trop hâter et de presser l'acte d'excrétion et qui force à ralentir et à suspendre de tems en tems celui-ci. L'accouchement, étant la fonction physiologique excrétoire la plus importante, intéressant à la fois toutes les parties de l'organisation, c'est l'intention de celle-ci de les faire prendre part, toutes, à l'acte qui a pour but de les perpétuer; ce doit donc être la plus douloureuse et la plus pénible de ces fonctions, tant en raison de la nécessité de ménager les voies par lesquelles l'excrétion doit passer ainsi que celle-ci même, comme le but de la propagation, que pour modérer les forces auxiliaires de ces organes obligés à y prendre part. Les douleurs du travail de l'enfantement sont la suite de la part que prennent les parties contiguës à la contraction de l'organe, et ces contractions ne sont pas douloureuses par elles-mêmes, elles ne le deviennent que par la résistance à laquelle elles excitent. Les contractions de la matrice diminuent la capacité de l'organe, les douleurs s'opposent à cette diminution trop précipitée. La contraction de la matrice se fait avant la douleur, elle est déterminée par celle-ci à cesser, comme on peut s'en assurer par le toucher; et pour parer à cet effet de la douleur qui s'oppose à la contraction de la matrice, cette dernière appelle au secours les forces expulsatrices auxiliaires bravant la douleur. Les premières douleurs, appelées mouches, sont l'effet d'une excitation des nerfs de la matrice contrariés par ceux de l'organe digestif, se ressentant de l'obligation de recevoir les humeurs, refoulées sur lui, et dont le fœtus ne profite plus.

A mesure, et dès que l'intimité du fœtus avec la matrice cesse, chacune des deux parties travaille pour soi ; la matrice obéit à sa tendance organique de se contracter et de revenir sur elle-même, et le fœtus cherche à établir son économie propre et indépendante de la matrice ; mais l'organisation veille à la conservation des deux. Elle ne permet à la matrice de se contracter, qu'au fur et à mesure que le fœtus reçoit moins d'humeurs et que le sang superflu s'est écoulé ; ce qui laisse supposer des intervalles libres et des contractions progressivement plus fortes ; elle ne souffre pas non plus que le fœtus s'abandonne entièrement à une économie indépendante de la matrice, avant que ses moyens de subsister par lui-même soient assurés. De là la périodicité des contractions de la matrice et des douleurs qui en sont presqu'inséparables, en ce que la partie du fœtus pressant sur l'orifice de la matrice, les renouvelle à chaque contraction.

A mesure que les contractions de la matrice sont plus efficaces et plus souvent suscitées et déterminées par l'excitation de la part de sa portion vaginale et de son orifice, celui-ci s'ouvre d'avantage. D'abord ces parties et la portion vaginale de la matrice se tuméfient et se ramollissent par les humeurs qui les engorgent et bientôt elles sont obligées de céder et de faire cause commune avec la matrice occupée de l'excrétion du fœtus.

A la suite de cette excrétion, les mêmes causes continuent, mais avec moins de force et d'activité, en raison de la moindre résistance à opérer l'élimination du placenta et du sang qui engorge encore la matrice, et qui n'a pu être renvoyé en totalité à la circulation de la mère. Cette dernière circonstance explique pourquoi, pour l'ordinaire, l'accouchement lent et douloureux est suivi d'une perte moins forte, que l'accouchement qui se fait lestement, en peu de tems et avec peu de douleurs.

Au moyen de cette manière de juger les douleurs de l'enfantement, on s'explique facilement les causes et les effets des douleurs morbides. Les causes sont la résistance trop opposée aux contractions de la matrice et les effets en sont les douleurs et un état spasmodique , ou un état inflammatoire dans la substance de l'organe même. Ce dernier seulement peut devenir alarmant et déterminer un accouchement pathologique , malgré les apparences les plus satisfaisantes, au premier abord. Mais l'inflammation suscitée en pareil cas par l'organisme est résolue et entraîne relâchement ; tandis que celle causée par une force mécanique ne se passe pas aussi facilement.

L'état spasmodique , plus pénible que dangereux, finit par un accouchement indirectement physiologique, malgré les souffrances de la patiente et les lamentations des femmes qui assistent au travail.

L'accouchement est pour l'ordinaire immédiatement précédé d'un écoulement glaireux provenant du relâchement de la matrice lequel dépend de la diminution successive , et maintenant fortement sentie , de l'excitation opérée sur elle par le fœtus , et de la diminution , tant de l'affluence des humeurs que de l'activité de la circulation dans l'organe. La matrice cessant d'être excitée à se développer davantage et à fournir des humeurs pour la nutrition du fœtus , s'abandonne peu-à-peu à sa contractilité. Ses premières contractions ne sont pas senties et s'établissent plus ou moins long-tems, avant le travail de l'enfantement ; elles deviennent de plus en plus intenses, en raison du dégorgement qui s'opère dans son système artériel et de l'engorgement qui en résulte dans son système veineux. Ces premières douleurs appelées préparatoires ou mouches, sans doute parce qu'elles arrivent et s'envolent presqu'en même tems, ne font qu'annoncer que l'accouchement commencera sous peu. Il n'est pas nécessaire de toucher, lors de ces mouvemens de la matrice, si ce n'est pour s'assurer, si la tête se présente, et s'il n'existe pas de difformité du bassin, ou de maladie locale.

Dans les douleurs subséquentes qui commencent le travail, les membranes se tendent et l'orifice de la matrice se contracte et se relâche alternativement. Il faut, en touchant, se garder de rompre ni d'endommager les membranes, car en faisant écouler les eaux de si bonne heure, on rend les douleurs plus pénibles, et la première période de l'accouchement plus longue. Cette période et les douleurs qui lui sont propres, produisent à l'orifice de la matrice une ouverture de deux pouces à deux pouces et demi de diamètre, et font descendre cet orifice au milieu de la cavité du bassin. La tête descend pour l'ordinaire dans la même proportion jusqu'à la sortie du bassin, sans que les douleurs soient pressantes ; souvent elle est descendue auiparavant et attend que l'orifice de la matrice s'y soit rendu , pour commencer de concert avec elle la seconde période de l'accouchement. Au reste la première période dure souvent plusieurs heures , même un jour entier; quelquefois elle passe au bout d'une heure. Quand elle semble avoir duré moins , c'est que les premières contractions de la matrice n'ont pas été douloureuses , ni bien aperçues.

Jusqu'ici l'accoucheur n'a dû toucher qu'une seule fois pour s'assurer que toutes les parties sont bien disposées pour l'accouchement , et qu'il ne se présente pas de symptôme alarmant qui pourrait déterminer un accouchement pathologique , ou même artificiel. Il a observé la régularité du travail et peut , par la seule observation de la manière dont la femme endure les douleurs , ou les fait valoir , apprécier le point auquel le travail est avancé ou parvenu. Cette seconde période est pour l'ordinaire le moment où il faut rompre les membranes , pour faire écouler les eaux ; on facilite à la matrice , par cette déplétion partielle , la tendance à rendre à l'axe longitudinal la direction de l'axe du bassin et on prévient sa déplétion complète instantanée au moment de la sortie du fœtus.

Le commencement de cette seconde période de l'accouchement est marqué par une pression

sur le fondement , par les douleurs moins fréquentes pendant quelque tems, mais plus gênantes
et bientôt plus fortes et plus pressantes. La matrice prépare son orifice à s'ouvrir au point de
laisser passer la tête ; elle y détermine plus particulièrement l'affluence des humeurs et l'orifice
en est tuméfié, ramolli, rendu souple et acquiert
plus de force en raison de celle qui agit sur lui.

La troisième période commence ; la matrice
semble intimer à tous les appareils du corps
que c'est elle qui est maintenant la maîtresse absolue de toutes les fonctions organiques ; l'estomac est obligé de rejeter les matières qui pourraient l'occuper ; les urines s'écoulent involontairement , l'organe cutanée relâché offre une
moiteur et une sueur indiquant fatigue et affai-
blissement et la résolution de toutes les parties
du corps ; l'organe respiratoire et tous les appareils musculaires du corps , sont affaiblis au
point d'être obligés de cesser ou de discontinuer
leurs fonctions de moment en moment. La matrice ordonne , et ils travaillent avec plus de
force et plus assiduement , qu'ils n'ont jamais
fait. L'orifice de la matrice déjà retiré derrière
la tête , cède bientôt entièrement , pour laisser
s'engager l'occipital sous l'arcade du pubis , où
il est arrêté , jusqu'à ce que le front et la face
aient dépassé la sortie du bassin , où à leur tour

ils sont encore arrêtés pour laisser l'occiput se développer de dessous l'arcade avant de sortir entièrement.

Mais la tête ne doit, ni ne peut, être exclue entièrement, tant que les parties externes n'y sont pas préparées par un relâchement et un ramollissement analogues à ceux opérés sur l'orifice de la matrice, par sa tuméfaction préalable; ces parties font obstacle, surtout à un premier accouchement. La matrice, se mettant en devoir d'opérer l'expulsion définitive de la tête, semble concentrer de nouveau ses forces, et les mouvemens qu'elle fait pour se mettre en mesure, et qui sont souvent forans, font avancer et reculer la tête, comme pour essayer, si les parties céderont, et pour les y engager, en même tems que ces parties sont préparées à se dilater pour laisser passer la tête.

Dès que la tête du fœtus est sortie, le tronc suit, pour l'ordinaire facilement, quelquefois en attendant encore une ou deux contractions de la matrice, d'après l'impulsion du mouvement forant, que celles-ci lui impriment.

Tous ces phénomènes qui se succèdent doivent être reconnus et bien jugés par l'accoucheur, et leur valeur séméiologique doit être appréciée. Les irrégularités qu'ils présentent, deviennent ou des nuances physiologiques, ou des symptômes pathologiques sur lesquels nous devons baser le diagnostic et le pronostic, pour chaque période de l'acte de la parturition.

Il sera parlé des particularités que les positions vicieuses de l'enfant offrent au toucher, quand il sera question de ces cas pathologiques.

---

8. *Des forces de l'organe gestateur en fonction.*

Nous avons vu que la tête de l'enfant tombe de dessus le détroit abdominal du bassin au détroit périnéal, par le seul moyen des lois de la mécanique ; arrivée là, elle est expulsée par l'action de l'appareil sphynctérique ; par suite de la mort de la mère elle y reste arrêtée, excepté dans des cas très-rares, comme il s'en est cependant rencontré, où elle a encore été entièrement expulsée peu après la mort. On attribue ordinairement la cause de ce phénomène à l'élasticité ou à un reste de contractilité ; je l'attribue à un concours fortuit de causes mécaniques.

D'après cela on est étonné de voir des accouchemens se faire avec peine, et souvent au point que leur terminaison exige des forces organiques et mécaniques extraordinaires.

Cette difficulté d'accoucher, quand même il existe état physiologique parfait, provient de l'organisation même , qui tient autant à retenir le fruit de la conception , qu'à l'expulser.

La fonction de la parturition dépend de l'action de deux forces organiques , toujours plus ou moins en opposition l'une avec l'autre , la force conservatrice ou tutrice , l'*organisme*, et la force du mouvemeut ou de relation , l'*orgasme*. L'organisme conservateur réside autant dans les appareils organiques dépendants de la matrice , que dans celle-ci même. Cette action organique de retenir le fruit , du commencement de la gestation jusqu'à la fin et de le tirer même en haut , malgré le poids du fœtus a lieu sans sensation , comme il a été dit de la contraction de la matrice lors de l'accouchement ; ce n'est que la collision entre l'action contractile de l'utérus et l'action tutrice des appareils cointéressés , qui détermine la sensation de douleurs.

Il faut donc considérer la douleur de l'enfantement comme le refus de l'organisme de relâcher le fruit de la conception ; et établir pour règle que plus l'organe s'attache encore à le conserver , (comme lors de l'avortement etc.) , plus la douleur est sensible.

On trouvera de plus , qu'en irritant l'organisme dans l'appareil organique récalcitrant , on l'excite encore davantage , et que l'on ne remédie pas par cela à l'inconvénient qu'on se propose d'écarter ; à moins que fatigué par l'excès de tribulations, il ne cède par affaissement.

L'action contractile de la matrice ou l'orgasme n'en continue pas moins pour cet antagonisme, et il en résulte que d'autres appareils organiques s'en trouvent compromis, que la direction primitive que le fœtus devrait prendre pour son exclusion, change par cette coopération, que le fœtus heurte contre des parties dures et résistantes, que les deux forces en contradiction sont exaltées par l'excitation réciproque et que la fonction excrétoire se complique.

Mais, dans ces conjonctures même, l'organisation sait vaincre ces difficultés. L'organe principal, la matrice, qui au commencement de l'acte a mis le plus de réserve, le plus d'ordre et le plus de méthode dans son action, qui a laissé les autres appareils organiques se débattre, s'affaiblir, se rebuter et s'affaisser, reste enfin le maître, et bravant maintenant autant les douleurs, qu'antérieurement il les avait ménagées ainsi que les difficultés opposées, il termine l'acte de la parturition.

Par suite de ces données nous voyons que l'organisation a pour but principal de disposer les appareils à une résistance organique, calculée d'après des qualités physiologiques résultant et dépendant l'une de l'autre, et sujettes à des périodes qui ne permettent ni précipitation ni anticipation, et qui s'opposent à un haut degré aux mouvemens ou aux efforts soit organiques soit mécaniques, pour mettre lestement fin à l'œuvre de la réproduction avant le terme prescrit, comme cela peut se faire à l'égard des alimens soumis à la digestion et à l'égard d'autres fonctions se terminant par une excrétion moins précieuse.

L'organisation ne s'est pas même contentée de cette mesure. Elle a encore rendu la matrice indécise sur sa position définitive pour que l'enfant n'ait pas, dès le commencement de la parturition, la direction la plus convenable pour l'expulsion du fœtus. Ces irrégularités apparentes doivent ralentir le travail pour donner le tems à l'organisme de préparer tous les appareils coopérant à l'état physiologique nécessaire, et pour que leur redressement entier ne s'opère que vers la fin de l'acte.

Il est de plus à observer, que pour prévenir les torts qui pourraient résulter de ces mêmes irrégularités, la matrice est fortement attachée par le col aux parties contiguës, ce qui force celui-ci de tenir le milieu du détroit abdominal, et l'astreint à contenir la tête de même au milieu de ce détroit; c'est ce qui coopère au redressement de l'axe longitudinal de la matrice

pour le faire coïncider avec celui du détroit abdominal au moyen de ces mêmes forces, qui
s'opposent à l'extradition du fœtus.

A mesure que le travail fait des progrès, l'organisme s'épuise et cède, et l'orgasme augmente
et se renforce par les forces de l'appareil sphynctérique de la vulve, et par les forces auxiliaires
de celles-ci, et des muscles du bas-ventre et autres, pour en finir avec l'expulsion du fœtus.

La force de cet appareil sphynctérique mise
en action, est encore un puissant moyen d'amener, d'accélerer ou de rendre plus fortes les
premières douleurs de l'enfantement, elle est fréquemment employée à cette fin par les sages-
femmes, qui poussent le coccyx en arrière pour
en susciter, mais cela ne suffit pas pour déterminer l'état physiologique exigé, contre le gré
de l'organisme.

Cependant les deux espèces de force organique
pour la fonction de la parturition peuvent être
en défaut, soit par exaltation, soit par dépres-
sion, simultanément, ou l'une d'elles seule, et
l'accoucheur croit devoir y subvenir ou y remédier.

Nous sommes encore loin de connaître le
principe de la force de l'orgasme, la cause de
son excès ou de sa diminution remarquables et
subites. Est-elle simplement la suite de la cu-

mulation, par réunion, de toute celle qui est disséminée dans le corps, ou provient-elle de quelque matière spéciale, se développant dans la partie en fonction par orgasme exalté, ou provient-elle d'en dehors, comme l'électricité voltaïque qui renfonce l'action de l'aimant, et la force contractile de la fibre animale?

Les forces organiques de la matrice et dépendances sont en rapport avec la cumulation spéciale du sang dans l'organe.

Le sang artériel excite l'orgasme par cumul, le découlement du sang veineux détermine l'affaissement par détente. Cumul et détente, force et résistance sont les agens qui nuancent l'acte de la parturition à l'infini.

A moins d'obstacle mécanique, l'orgasme finit toujours par vaincre la résistance de l'organisme, celle-ci dépendant du système capillaire veineux et le premier de l'artériel. Les grandes artères amenant le sang à l'organe et les grandes veines qui l'en déconduisent n'entrent pas pour beaucoup dans le compte, elles ne dépendent pas directement de la fonction de l'organe.

Après l'expulsion du fœtus le sang veineux ne peut pas être éloigné en découlant par les grosses veines, il est évacué par hémorrhagie ; le sang artériel des capillaires ne rencontre plus de ré-

sistance, et l'affluence du sang diminue, les artérioles se retirent et se retractent.

La perte du sang veineux, pour n'être plus
admis dans la circulation, cause affaissement.
Le retrait du sang par les artères cause cessation
d'action, relâchement, et les deux ensemble
collapsus. Pour remédier à ce dernier, par rapport à ses effets, il faut empêcher ou prévenir
l'entière cessation d'action.

Un puissant moyen à cet effet est l'action ou
l'excitation de l'appareil sphynctérique de la voie
excrétoire qui vient au secours à l'orgasme, quand
celui-ci commence à s'épuiser par fatigue.

Cette même excitation s'oppose aussi quelquefois aux moyens opératoires mécaniques. Lors
de l'introduction de la main dans le vagin pour
la version sur les pieds, elle met obstacle à la
manipulation, par la douleur qui en résulte; il
en est de même lors de l'application du forceps.
Dans ces cas le savoir faire pour dépasser facilement et promptement l'appareil sphynctérique
est de quelque avantage, en ce que les contractions qui résultent de la manœuvre diminuent
d'intensité en raison que cette manœuvre dure
moins de tems. Cette circonstance explique pourquoi l'application du forceps est plus douloureuse et rencontre plus d'obstacles, quand l'accoucheur donne à l'instrument la direction de

l'axe du détroit abdominal, au risque de maltraiter et d'exciter la région périnéale.

Cette observation est applicable à tout cas de
l'introduction de la main entière dans le vagin,
à moins que la manœuvre trop souvent répétée
n'ait émoussée la sensibilité des parties.

Quand après l'accouchement et le départ du
placenta il survient hémorrhagie utérine à relâcher la matrice au point de s'étendre et de ne
pas revenir sur elle-même, on remédie autant
au mal par l'introduction de la main dans la
vulve, que par son introduction dans la matrice
même, et le tamponnement du vagin contribue
beaucoup à déterminer les contractions de la
matrice et à l'entretenir, par l'excitation continuelle de l'appareil sphynctérique de la vulve.

Toutefois l'étude et l'observation des forces
organiques de l'organe gestateur en fonction,
par rapport à leur intensité individuelle et col-
lective, et à leur action réciproque l'une sur l'autre, pour agir dans le même but, ou pour se
contrarier et finir par amener un résultat, servirait mieux à établir un diagnostic et un pronostic digne de l'homme de l'art, que les dis-
tinctions minutieuses et pédantesques de l'accouchement, par la position du fœtus, dont la
même donne tantôt un accouchement sans difficulté, et tantôt l'accouchement le plus difficile,

par des raisons que l'on ne peut s'expliquer, à moins de bien comprendre la signification de ces forces.

---

9. *Spécialités sur l'exploration obstétricale.*

L'accoucheur doit savoir reconnaître et juger l'état physiologique des appareils organiques composant l'état sexuel de la femme, par rapport à l'état et aux propriétés particulières qu'ils offrent aux différentes époques de la fonction reproductrice ; il doit savoir distinguer l'état morbide de l'état sain, non seulement par rapport à chaque appareil en particulier, mais encore par rapport à ses relations avec les autres appareils qui coopèrent à cette fonction. Mais il ne suffit point, pour établir ce diagnostic, d'interroger seulement la personne, qui fait le sujet de l'examen, sur ce qu'elle croit sentir ou observer, ni de s'en tenir à ce qu'offre un examen des parties externes, il faut chercher à toucher et à palper les parties dérobées à la vue, pour juger par le tact de leur consistance, de leur déplacement, du changement de forme de grandeur ou de grosseur, de leur manière d'être, de leur sensibilité, de leur température, de leur état naturel ou morbide, de la période à laquelle la fonction de la reproduction est arrivée, et surtout de leur disposition à la fonction temporaire.

C'est donc le toucher, ou l'exploration interne, qui doit être réunie à l'inspection des parties sexuelles, s'il est jugé nécessaire, et à l'examen du bas-ventre, des seins et de toutes les parties du corps ayant rapport à la fonction de l'accouchement; tant pour être rassuré sur son issue, que pour pouvoir se mettre en mesure contre les défectuosités. On distingue entre l'exploration externe et l'interne, cette dernière se fait avec un ou plusieurs doigts, ou même avec la main entière; on touche aussi par l'anus.

Avant l'état de grossesse, l'accoucheur devra quelquefois examiner s'il existe une cause de stérilité, si les parties sexuelles n'offrent pas de difformité, de défectuosité, ou d'autre état morbide, suite de violence ou de surirritation. Mais outre qu'une pareille exploration devra être faite avec la décence et les précautions convenables, pour ne point endommager quelque partie, elle ne devra jamais avoir lieu sans motifs suffisans, en ce que le prononcé, ou le jugement et le pronostic, rendent, en quelque sorte responsable l'accoucheur, qui tout en ayant bien jugé, peut être démenti par quelque événement amené, soit par l'organisation, soit par une médication qu'on lui aura laissé ignorer, ou dont on ne lui a pas rendu compte.

Pendant la grossesse on peut demander à l'accoucheur, si celle-ci existe réellement, ou si c'est un état pathologique qui la simule seulement, à quelle période elle en est, s'il n'y a pas d'accident à craindre pendant la grossesse ou pour l'accouchement, si la grossesse est compliquée de quelque maladie, et si cette maladie sera exaspérée ou ralentie, rendue moins intense et même guérie par l'accouchement. On veut surtout savoir si le fœtus est bien portant, bien placé, ou non; quel est le terme de l'accouchement, si celui-ci a déjà commencé, ou s'il se passera encore quelques jours avant cette époque.

En répondant à toutes ces questions, l'accoucheur devra être encore très-circonspect, surtout si elles se rattachent à la médecine légale, et il ne devra point oublier qu'il s'agit d'une fonction physiologique, dans laquelle la nature se plait à mettre du secret et de la variation.

Il n'entre pas dans le plan de cet écrit de traiter à fond la doctrine de l'exploration obstétricale, il en est parlé dans tous les livres élémentaires et Schmitt de Vienne l'a exposée dans une monographie à ne plus rien laisser à désirer, tandis que d'autres y ont mis une pédanterie ridicule, à faire croire qu'ils ne supposent à l'accoucheur ni savoir faire propre, ni sens commun. C'est le résultat de l'exploration et du toucher qu'il importe de bien saisir et juger, et non la manipulation, qui doit être abandonnée à l'habileté et au savoir faire de l'accoucheur, et que l'on ne peut pas plus enseigner qu'apprendre dans les livres.

Il est des auteurs qui paraissent vouloir insinuer qu'ils en savent plus que d'autres à l'égard de l'exploration. Comme pour l'ordinaire il ne s'agit que de dire oui, ou non, on peut bien s'abandonner aux probabilités et à la vraisemblance. Mais ceci n'est pas ce qui convient au médecin. M. Velpeau dit « qu'il n'est jamais indispen- « sable de découvrir la femme, pour cette opé- « ration. » Il m'est arrivé une fois de toucher une femme en travail de l'enfantement, par le méat urinaire et la vessie. Le méat formait un canal d'un pouce de long à laisser passer le doigt dans la vessie, où je sentis la tête mobile dans la poche amniotique à travers la substance de la vessie urinaire. J'ai trouvé bon d'examiner au moyen de la vue et ai trouvé la membrane hymenée forte et close, à pouvoir seulement introduire une sonde. La sage-femme avait pendant six semaines auparavant touché journellement par le méat urinaire et l'avait élargi au point à laisser passer le doigt. La membrane hymenée incisée et la poche des eaux rompue, l'enfant est arrivé cinq minutes après. J'ai plusieurs fois été obligé d'examiner de jeunes filles, et ai trouvé bon de faire l'autopsie avant de toucher, et par suite j'ai même quelques fois cru devoir m'abstenir d'introduire le doigt par la petite ouverture que laissait l'hymen. Il faut à l'égard de ce toucher recommander la prudence et la réserve, et non provoquer l'émulation.

Lors d'un ulcère, d'une plaie, seulement de varices à l'entrée de la vulve, ou dans le vagin même, il faut employer la vue pour s'assurer de l'état des parties.

Je ne parlerai ici du toucher que par ses rapports à la position de l'enfant et la manière d'être de la matrice et des voies excrétoires, relativement à la parturition. L'art de reconnaître par le toucher les dispositions des appareils organiques devant être abandonné aux connaissances et au raisonnement pendant l'opération du toucher et au jugement du médecin.

Dans le cours du travail, il faut savoir reconnaître et s'assurer des particularités et des individualités qu'offre l'accouchement; car il en est des accouchemens comme des physionomies; il est tout aussi peu possible de rencontrer deux accouchemens parfaitement ressemblans, qu'il est impossible de trouver deux physionomies parfaitement ressemblantes, comme Stein avait coutume de dire.

L'accouchement physiologique offre plusieurs nuances relativement à la position de la tête, lorsqu'elle se présente par le sommet. Baudelocque en admet six, suivant que l'occiput est tourné vers l'une des deux cavités cotyloïdes, vers l'une des deux symphyses sacro-iliaques, vers la symphyse du pubis et vers l'angle sacrovertébral. Observons cependant que la position transversale est tout aussi bonne que la première et la seconde, et que, dans ces positions, c'est toujours un des os pariétaux, qui est placé un peu obliquement sur le détroit abdominal, lors de la descente de la tête; ce que fait voir la tumeur des tégumens de la tête, qui se trouve sur le pariétal droit, si l'occiput descend au côté gauche, comme Chaussier l'a fait remarquer le premier. Ce point de pratique est particulièrement à prendre en considération pour bien saisir et se représenter la position de la tête du fœtus et de ses axes, le longitudinal de la base du crâne et le diamêtre occipito-mentonnier, et la direction que ces axes conservent jusqu'à la sortie de la tête hors du bassin.

Différens auteurs ont cru devoir changer la

distinction établie par Baudelocque en six posi-tions principales de la tête ; j'y trouve d'autant moins d'avantage que ces auteurs se disputent sur la préférence à accorder à leur classifica-tion.

Dans la première position la tête se présente et descend obliquement, l'extrémité sus-orbitale de la base du crâne tournée en haut et l'occipi-tale en bas. Son diamètre vertical se présente dans l'oblique gauche du bassin, cependant avec l'extrémité occipitale appuyée contre le pubis gauche un peu plus bas que celle du vertex, et par conséquent pas tout-à-fait en position pa-rallèle avec l'oblique du détroit abdominal. Dans le cours du travail ce diamètre change de direc-tion, son extrémité occipitale fait à-peu-près pivot au pubis tandis que son extrémité bibreg-matique parcourt le bassin depuis au-dessus de la symphyse sacro-iliaque droite, par le centre du bassin jusqu'au coccyx.

Au commencement de l'accouchement, quand la tête n'est pas encore fort avancée dans le dé-troit supérieur du bassin, l'orifice de la mátrice est fort haut, tourné vers l'angle sacro-verté-bral et peu ouvert ; l'on ne touche la tête der-rière la petite ouverture de la matrice, que par un seul point, qui, dans la première position, est la partie postérieure du pariétal droit et la fontanelle occipitale. A mesure que le travail avance, la tête descend avec l'orifice de la matrice et l'on touche la même région de la tête, comme auparavant, mais dans le centre de la courbure du sacrum. Par suite de ce déplacement le doigt avancé sous l'orifice de la matrice, trouve la fontanelle occipitale et trois sutures qui en sortent; si maintenant l'on poursuit ces sutures, dans le dessein de trouver la fontanelle antérieure, on s'égare facilement en suivant la branche droite de la suture lambdoïde, et on parvient ainsi à la fontanelle latérale droite de Casser, que l'on pourrait prendre pour la fontanelle antérieure, se trouvant plus près du pubis que la postérieure. La tête avançant de plus en plus, on trouve enfin la fontanelle antérieure, qui, par rapport au changement de la position oblique du pariétal droit, en une position plus verticale, paraît quelquefois plus avancée que la postérieure. Enfin l'occiput se tourne peu-à-peu en avant, pour s'engager dans l'arcade du pubis. Vers cette époque, en poursuivant la branche droite de la suture lambdoïde, on arrive sous le pubis à la fontanelle droite de Casser, et à l'oreille du même côté.

Mais la même position de la tête offre des phénomènes différens au doigt explorateur, si l'orifice de la matrice est fort ouvert, sans que la tête soit descendue en proportion ; ou , si celle-ci se trouve déjà près de la sortie du bassin , quand l'orifice de la matrice est encore fort haut et peu ouvert. Dans ce dernier cas l'on peut souvent découvrir les fontanelles et les sutures à travers la substance de la matrice , pour juger de la position de la tête , qui est alors pour l'ordinaire plutôt transversale , l'occiput tourné vers l'iléon gauche.

Ce qui vient d'être dit, se rapporte à la première position , où la tête descend , l'occiput tourné vers la cavité cotyloïde gauche, ou vers l'iléon gauche du bassin.

D'après Baudelocque , la tête descendant vers la sortie du bassin , dans la seconde position , l'occiput tourné vers l'iléon droit , se comporte de même , avec la seule différence qui résulte de l'inversion relativement au côté ; mais il n'en est pas ainsi. L'accouchement dure toujours, en pareil cas, plus de tems qu'il n'aurait duré, si la première position avait eu lieu ; car l'attitude particulière de la matrice est plus favorable à la première position , qu'à la deuxième et aux autres. Le fond de la matrice incline habituellement vers le côté droit , et par cette raison les contractions de la matrice sont plutôt dirigées vers la symphyse sacro-iliaque gauche , et portent plus particulièrement sur la région de la tête qui y descend. La matrice qui, par suite de cette inclinaison de son fond, s'appuye plus sur le côté droit, place son axe transversal dans le diamètre oblique du bassin, de la cavité cotyloïde droite à la symphyse sacro-iliaque gauche; or en rendant à cet axe transversal sa première position, par ses contractions pendant le travail, elle imprime à la tête un mouvement de torsion tout-à-fait favorable à la première position de la tête, parce que l'occipital en est tourné vers le pubis gauche, tandis que, dans la deuxième position de la tête, ce même mouvement de torsion éloigne l'occipital du pubis droit, en même tems que les contractions de la matrice, suivant la direction de son axe longitudinal, font plutôt avancer le frontal que l'occipital. Il est de plus à observer que d'après cette position particulière de la matrice, le dos du fœtus s'appuye plus sur le côté droit de la matrice, que sur la paroi antérieure, et que le ventre du fœtus est par cela disposé à se tourner vers cette paroi, dans la seconde position de la tête.

Baudelocque paraît avoir souvent rencontré cet inconvénient propre à la seconde position de la tête, et pour ne point être obligé de considérer cette position comme non-naturelle, d'après sa nomenclature, il fait présumer la condition, que, dans la seconde position de la tête, l'axe longitudinal de la matrice ait une *direction oblique de gauche à droite*, et que le mouvement de torsion ait lieu *de droite à gauche ;* et quand dans cette deuxième position de la tête, l'accouchement a éprouvé de grandes difficultés, et beaucoup de retard parce que, par défaut de ces conditions favorables, la fontanelle antérieure de la tête s'est trouvée plus basse que la postérieure et tournée en avant, ce célèbre accoucheur paraît avoir considéré l'accouchement, comme s'annonçant en quatrième position, mais se terminant heureusement, comme l'accouchement par la tête dans la deuxième position. *)

M. Nægélé, en faisant le premier observer cette nuance particulière, ou anomalie de l'accouchement par le vertex dans la deuxième position, est non seulement de ce dernier avis, mais il établit même le principe, qu'après la position de la tête en première position, celle de la tête en quatrième position est la plus fréquente, mais que l'accouchement termine habituellement comme celui en deuxième position. J'aurai l'occasion de parler encore de cette espèce d'accouchement quand il sera question de la présentation faciale.

---

*) Baudelocque, Art des accouchemens. Paris 1781. vol. 1. p. 225 §. 648 et sv. et p. 230 §. 660 et sv.

Pour vérifier la doctrine de M. Nægélé j'ai observé, spécialement sous ce point de vue, tous les accouchemens où l'enfant a présenté la tête, que ma pratique m'a offerte pendant l'année 1824 ; ils furent au nombre de 40, dont voici le résultat :

Première position d'après Baudelocque 21

Deuxième position 12
> dont 5 ordinaires et 7 dans l'acception de M. Nægélé.

Position transversale, l'occiput vers l'iléon gauche et le diamètre vertical de la tête suivant la longueur du bassin 3

Troisième position d'après B. 1

Sixième position ; (très-rare) 2

Position par la face 1

____

40

La troisième position d'après Baudelocque, où l'occiput descend le long de la symphyse du pubis, se rencontre rarement ; mais à moins que l'occipital ne soit tourné vers un côté pendant le travail, il a de la peine à parvenir dans l'arcade du pubis ; et il faut souvent employer le forceps pour l'y engager.

La quatrième position, est celle dont il a été question, et que M. Nægélé regarde comme fréquente, mais passant en deuxième position.

La cinquième position, où la tête descend la fontanelle antérieure se trouvant derrière la cavité cotyloïde droite, est très-rare; je ne l'ai rencontré qu'une seule fois dans ma pratique, mais l'accouchement s'est terminé comme si la tête avait été dans la première position.

La sixième position enfin est la plus rare, c'est un hasard que je l'aie rencontré deux fois dans la même année. A moins que le diamètre sacro-pubien de l'entrée du bassin ne soit très-large, il ne se termine pas sans le secours du forceps. En 1830 j'ai cependant encore rencontré trois fois cette même position, et j'ai chaque fois été obligé de terminer l'accouchement avec le forceps; et en 1832 le même cas s'est présenté, j'ai trouvé bon de terminer l'accouchement avec le forceps, bien que le bassin et le diamètre antéro-postérieur ne fussent rien moins qu'étroits; c'était que la tête n'avait pas trouvé le chemin pour sortir, le front s'étant trouvé arrêté à l'arcade du pubis, et l'occipital et la nucque voulant passer le détroit inférieur avant le développement du frontal, de dessous l'arcade.

La tête fait pour l'ordinaire des mouvemens forants, que l'on croit nécessaires ou essentiels pour son passage par le bassin; mais ces mouvemens ne sont rien moins qu'obligés. L'accouchement en première position qui se passe le plus facilement et dans le plus court délai, n'en offre pas pour l'ordinaire. Ces mouvemens forants n'étant dus qu'aux efforts de la matrice de faire reprendre à son axe transversal sa position originaire, ils ne peuvent avoir lieu, lorsque cet axe a la direction convenable. La résistance d'un point du bassin contribue aussi à ces mouvemens, en ce que les forces expulsives travaillent à détourner la tête de ce point. Ils sont aussi remarqués, si les eaux ne sont pas encore écoulées, et que la tête n'est pas encore arrêtée par les os du bassin, lorsque la matrice fait des mouvemens pour faire coïncider l'extrémité supérieure de son axe longitudinal avec celui du bassin. Ces mouvemens cessent vers la fin du travail, quand même l'occipital n'est pas parfaitement placé dans l'arcade du pubis.

Enfin ce mouvement forant a toujours lieu et redevient plus fort et plus prononcé, quand la tête franchissant le détroit périnéal et la sortie du bassin, est expulsée; parce que la matrice redevenue libre par sa déplétion, reprend, autant que possible, l'ancienne position à laquelle la grossesse l'avait habituée; mais alors ce mouvement se fait de droite à gauche, tandis qu'auparavant il s'était fait de gauche à droite, conformément à la position et l'attitude de la matrice , et les changemens qui viennent d'y avoir lieu. Le mouvement habituel obligé de la tête de l'enfant , pendant le travail , consiste en ce que la région de la tête appuyée sur le pubis avance plus lentement et fait moins de progrès, que la région tournée vers l'angle sacro-vertébral , qui parcourt l'espace courbe de 5 $\frac{1}{2}$ pouces, que décrit l'excavation du sacrum , tandis que la première n'avance que de 2 pouces , sur la symphyse du pubis , pour faire parvenir la tête dans la sortie du bassin.

Les accouchemens où l'enfant se présente dans une position plus ou moins vicieuse, sont reconnus par le toucher et l'exploration externe, ainsi que les vices de conformation du bassin. L'accoucheur doit savoir juger , si l'accouchement peut être abandonné à l'organisation , ou si c'est à lui de le terminer , ou d'y décider l'organisme ; il doit, de plus, savoir saisir le moment le plus favorable pour opérer.

Dès-lors il s'agit de bien reconnaître la position de l'enfant , et les proportions de ses parties avec celles du bassin, ainsi que les spécialités qu'elles offrent; mais en s'efforçant de les déterminer de se les représenter et de les juger, il ne faut pas oublier l'état physiologique des appareils organiques avec lesquelles on se fera à faire lors d'une opération et c'est ce qui ne s'apprend que par sa propre instruction et non au moyen de l'enseignement de la part d'autrui. Sous ce dernier rapport il est de la plus haute importance de ne pas se laisser prévenir, ni par ce qu'un autre aura dit que l'on trouvera, ni par ce que l'on présume devoir trouver. Il faut de plus ne point se mettre d'avance dans la tête de vouloir trouver plus qu'un autre n'a pu trouver pour faire preuve de plus haute science ; les débats qui résultent de pareilles préventions tournent presque toujours au désavantage de la patiente.

Enfin il ne suffit pas de constater la position de l'enfant ou de la tête par rapport aux spécialités qui servent à la classification, il faut aussi observer, juger et apprécier les forces organiques propres et auxiliaires, leur direction et les ressources qu'elles offrent relativement à la gradation, ou aux changemens qu'on doit en attendre et la nécessité de les augmenter, d'y suppléer ou de s'opposer et mettre fin à leur véhémence.

---

10. *Sur l'hygiène pendant la gestation.*

La fonction reproductrice, comme la principale, la plus importante, et la plus compliquée relativement à ses périodes, à sa marche, aux qualités physiques requises, et à la coopération de toutes les fonctions propres à l'économie animale, paraîtrait au premier abord, avoir besoin d'être soumise, plus que toute autre fonction organique à un régime et à une surveillance hygiéniques sévères et recherchées ; mais il n'en est pas ainsi. Comme la nature s'est plu d'obliger à rechercher l'occasion pour l'exercice de cette fonction en surprenant pour ainsi dire la volonté de l'individu et en mettant tant de célérité à son accomplissement, que son premier effet ne pourrait être ni troublé ni annullé, elle a aussi tout disposé pour la rendre indépendante, à un haut degré de la fonction des autres organes et surtout de celles qui sont soumises à la volonté, de sorte que différens appareils, qui composent l'organe sexuel, sont insensibles, tant à l'opération même qui les occupe, qu'à l'influence des agens externes et des fonctions, ou maladies des autres organes du corps.

Il suffit par cette raison de dire que les règles générales de l'hygiène suffisent pour indiquer celles de l'hygiène de l'état de gestation en particulier.

Pour prévenir certains accidens, que l'on est en droit de craindre, comme la fausse-couche, l'hémorrhagie etc., il faut quelquefois obliger la femme au repos et à l'inaction complète, et prescrire un régime ou un traitement analogue à la maladie dont on veut la préserver.

Les bains tièdes conviennent, surtout vers la fin de la grossesse, à moins de contre-indication. Le ventre doit être tenu libre, et l'urine ne doit pas être retenue.

Il convient aussi d'oindre le bas-ventre au moyen de frictions huileuses pour en favoriser l'extension des tégumens, et les disposer à revenir à l'état naturel sans laisser des gerçures ni plis.

L'état de grossesse exige souvent la saignée, laquelle considérée simplement comme moyen hygiènique, tire particulièrement son indication de la constitution médicale, et de la constitution physique particulière de l'individu.

Les accidens d'indisposition ou de maladie doivent être pris en considération et traités suivant les règles générales de l'art.

La culbute que le fœtus était supposé de faire dans le cours du septième mois de la grossesse, d'après l'ancienne doctrine d'Aristote, et qui avait été considérée comme la cause d'un malaise ou d'une maladie inséparable à cette époque, a été définitivement rayée vers la fin du dernier siècle, de la liste des symptômes ou accidens de la grossesse ; et, de nos jours, les

femmes de condition enceintes ne sont plus te-
nues de passer au lit le septième mois de la gestation , comme autrefois.

Mais il est des cas particuliers, où la position
sur le dos , pendant une grande partie de la
grossesse et même jusqu'à sa fin , le plus scru-
puleux repos et l'éloignement de toute cause d'irritation nerveuse ou vasculaire , sont indispensables pour conduire la femme enceinte jusqu'au
terme de la gestation. Ces cas rares sont néanmoins souvent mis en avant par le charlatanisme,
pour se faire valoir.

----

11. *De l'hygiène pendant le travail de l'enfantement.*

L'accouchement physiologique , bien que pouvant se faire sans assistance , ni secours hygiénique , est une fonction organique qui entre
moins fréquemment en action , que les autres
et qui par cela même offre des phénomènes
d'autant plus surprenans , qu'ils sont accompagnés de douleurs et de symptômes très insolites
et souvent alarmans. Il est donc nécessaire de
soutenir le moral et le physique de la femme
en travail , souvent même de l'exhorter, de la
consoler , de l'amuser ou de lui donner le change,
par des moyens ou mesures , qui au fond ne

servent qu'à attester notre sécurité , relativement au danger dont elle se croit menacée , ou notre empressement de lui procurer du soulagement, malgré notre conviction , que ce n'est que le tems qui en produira. Quel vaste champ pour le charlatanisme , la pédanterie et la présomption , comme pour la superstition et l'acquisition d'un droit à la reconnaissance et à la confiance pour un mérite usurpé !

Toute fois il faut mettre en principe et ne point oublier , que la femme peut accoucher seule , sans aide ni assistance , et que les secours , qui lui sont administrés peuvent aussi bien devenir nuisibles qu'utiles ; que le rôle de l'accoucheur est par conséquent d'observer l'acte de la parturition dans l'intérêt de sa propre instruction et satisfaction , plutôt que pour diriger et conduire l'organisme , à moins de symptômes décidément pathologiques.

Dès que le travail de l'enfantement se sera annoncé par les premières douleurs , la femme pourra s'occuper des mesures générales pour la propreté et la commodité pendant le travail et l'accouchement. L'accoucheur observera les douleurs et les intervalles qu'elles laissent entre elles, sans en avoir l'air , ni paraître y mettre de l'importance , ce qui serait aussi ridicule que peu convenant. Il saura juger , si l'accouchement sera physiologique, ou non, et à quel degré, par la régularité de la marche des douleurs, par les intervalles entre deux douleurs, tant sous le rapport du repos et de l'entière cessation de la douleur, que sous celui de la durée du tems de ces intervalles, par l'intensité des douleurs et par la manière dont la femme s'y prête, par l'état et le maintien du corps en général et des formes particulières ou individuelles de ses parties.

Il serait ridicule de faire défiler devant soi la femme commençant le travail, et de lui faire dessiner ainsi la figure de son corps et du profil du ventre, ou de vouloir s'en assurer, au moyen de tatonnemens mystifians, comme des auteurs modernes le recommandent très-sérieusement, et comme Sacombe l'a déjà recommandé. Cette exploration minutieuse ne doit être faite que pour de bonnes raisons déterminées et non comme mesure générale pour tout cas d'accouchement.

Dès que le travail sera jugé établi, il est nécessaire que l'accoucheur s'assure de la position du fœtus par le toucher, ainsi que de l'état et des dispositions plus ou moins favorables de toutes les parties qui figureront dans l'acte commencé.

Il n'est pas nécessaire de revenir souvent à cette pratique du toucher, à moins d'y être porté par des raisons importantes ; car l'accoucheur à l'œil exercé sait maintenant à quel degré l'accouchement sera régulier ou physiologique, combien de tems le travail durera encore, en cas de régularité, et il sait juger des progrès du travail et de l'état des choses, par les douleurs qu'il est à même d'observer, sans avoir souvent recours au toucher. Mais quand les eaux s'écoulent, ou que la pression du fœtus sur le fondement avertit qu'il pourrait être tems de les faire écouler, il convient de toucher pour la seconde fois, pour savoir à quoi s'en tenir relativement aux mesures à prendre pour la fin du travail.

A l'égard de ce que la femme en travail sent ou croit sentir, il faut se borner à demander et à lui faire faire la description de ce qu'elle sent, et dans aucun cas il ne faut demander si elle sent telle ou telle chose, pour ne point l'induire en erreur et s'y laisser entraîner soi-même par les réponses affirmatives.

On laissera à la femme autant de liberté qu'il est possible, relativement au régime et à la position du corps. Tant qu'elle désire manger, l'organe digestif est disposé à entraver ou à arrêter le cours du travail, et celui-ci menace de devenir long et irrégulier; mais ceci n'est pas une raison suffisante pour défendre de prendre des alimens, car ils seront rejetés dès que la matrice aura pris le dessus, s'ils ne sont pas encore digérés à un certain point. Si l'accoucheur trouve sa cliente à table, mangeant avec appétit, il est sûr qu'il se passera encore dix à douze heures avant d'être appelé. Mais il serait déraisonable de vouloir obliger la femme en travail de prendre des alimens, soit restaurans soit corroborans, si elle n'en demande pas.

La position du corps pendant les douleurs ne doit pas être telle, qu'il puisse en résulter d'accident fâcheux; il faut même avertir et faire observer quelle serait la position la plus convenable et la moins fatigante. Mais en général, il faut laisser à la patiente sa volonté à cet égard. Elle doit rechercher elle même les moyens et la position convenables pour se soulager ou s'aider dans la douleur et elle les trouvera plus surement que ses conseillers. Mais il peut arriver que la patiente se laisse aller et prenne une position qui peut donner lieu à quelque accident grave, et dans ce cas il faut user de sévérité pour lui faire prendre la position jugée nécessaire.

Il n'est pas nécessaire de lui soutenir les genoux, surtout au commencement du travail; car il faut éviter de lui faire prendre une habitude à cet égard, que dans la suite elle ne voudrait ˙tter. En soutenant la région dorsale, ou sacrale par une pression appropriée avec la paume de la main, on soulage beaucoup, et pour cela la position horizontale sur un côté, le corps en état de flexion en avant est la plus propre. On peut cependant laisser changer cette position à volonté, pour qu'elle ne devienne pas trop fatigante. La position sur le côté gauche est celle qui convient le plus; seulement vers la fin de l'accouchement, la patiente devra être placée sur le dos, presque assise, pour que l'accoucheur puisse avoir soin du périnée et recevoir l'enfant.

Pendant le travail le médecin peut juger nécessaire, suivant les circonstances, de faire prendre des demi-bains, des bains de vapeurs, quelque calmant, de faire faire une saignée etc. Mais en général, ces remèdes ne produisent que rarement l'effet désiré; on a trop souvent à faire à un organe désaccordé, irrité et quelquefois porté, pour ainsi dire à l'état d'aliénation nerveuse. Cependant des bains tièdes, des injections dans le bain, avec de l'eau de plus haute température que l'eau de bain, le bain de vapeurs, et surtout le changement de position de la patiente nécessaire à cet effet, sont souvent d'un grand secours dans l'accouchement lent et pénible.

Jusqu'ici l'accoucheur n'a pas encore dû agir, mais maintenant il faut préserver le périnée du déchirement. Ce secours ne serait certainement pas indispensable, si on laissait faire la femme en travail d'après son instinct, et si l'on ne croyait pas nécessaire de faire agir l'organisme d'après des préceptes dictés par l'art. Les anciens ne paraissent pas avoir observé le déchirement du périnée, comme suite de l'accouchement; peut-être aussi n'y ont-ils pas fait attention. Obliger la patiente d'appuyer la sortie du bassin par sa partie postérieure et de contenir la dernière douleur expulsatrice autant que possible, est le moyen de l'organisme pour préserver le périnée. Ce sont les efforts et les manipulations de l'accoucheur, pour ce qu'on appelle aider la tête à sortir, qui donnent lieu à cet accident du déchirement.

Empêcher, par une résistance entendue, que la tête ne pousse le périnée en avant, et ne le prolonge sans ouvrir en même tems la vulve, soutenir le périnée par une force externe, dans le seul but d'en rendre le forcement moins péremptoire, pousser la tête vers le pubis sans comprimer le périnée, et bien comprendre le mouvement déterminé par l'organisation, lors de la sortie de la tête, qui consiste dans la rétrocession du périnée au moment où l'occipital glisse en haut, mouvement entendu entre les fibres contractiles du périnée et celles des parties supérieures de la vulve, c'est à quoi se réduit la garantie du périnée. — Soutenir le périnée avec la paume de la main, c'est lui donner le moyen de s'étendre également , par tous ses points , comme le fait un ressort auquel on aurait appliqué extérieurement une bande de papier, ou que l'on aurait ficelé.

La chaise d'accouchement, par laquelle la vulve se trouve absolument sans soutien , la position désavantageuse et gênée de la patiente, l'extraction forcée et inconvenante des épaules après la sortie de la tête, les exhortations à bien pousser, pour ce qu'on appelle faire valoir les douleurs, au moment où l'organisme s'efforce à s'opposer à la sortie rapide de la tête, enfin les fausses spéculations théoriques pour éviter l'accident ou de s'y opposer, voilà les circonstances qui donnent lieu à la mésaventure.

Parmi ces mesures inutiles et déplacées, je compte le précepte d'Osiander, de pousser les tégumens des fesses vers le périnée, manœuvre pour laquelle il faut relever et soutenir la région sacrale , c'est-à-dire faire tenir plus ou moins en l'air la sortie du bassin qui devrait avoir un appui. De plus ce n'est pas la peau que nous voulons ménager, celle-ci prête; ce sont les fibres musculaires du périnée, les transversales superficielles et profondes, les sphynctériques de l'anus surtout, ainsi que la région où ces fibres sont censées être spécialement soutenues par le raphé, qui ont besoin de trouver un appui et qui par conséquent ne doivent pas être relâchées, et qui ont plutôt besoin de trouver un soutien. Ce précepte de très-mince mérite relativement à la priorité, (comme ceux de la version sur la tête, et de l'application du forceps au-dessus du détroit supérieur) doit être reversé sur Osiander, qui en a parlé dans ses cours dès 1792, et dont la hardiesse a pu, dans le tems, plus surprendre Flamant que les autres accoucheurs de Strasbourg, qui avec les principes de l'ancienne école et une pratique étendue, connaissaient mieux que lui l'intérieur des écoles obstétriques allemandes, et qui dès-lors surent apprécier la spéculation industrielle de faire servir une douzaine de cas d'accouchement à deux volumes d'observations de cas rares et insolites. C'est sans doute le mépris local pour ces autorités usurpées qui a déterminé Flamant à renchérir encore là-dessus.

La pression vigoureuse contre le périnée, à l'aide de deux ou trois assistans en même tems, comme Mme La Chapelle en parle, peut d'autant moins convenir, que fatigant et maltraitant périnée, la tête en est poussée vers le sacrum au lieu d'être soulevée vers le pubis. C'est un léger appui qu'il faut au périnée et non une pression qui s'oppose à son extension, sans laquelle la tête ne pourrait pas sortir.

Du reste pour bien comprendre l'organisme en action, pour le passage de la tête hors de la vulve, que l'on fasse l'extraction entière de la tête avec le forceps, en la soulevant au moyen d'un mouvement de bascule en haut, sans se hâter et en observant à découvert. On verra ce que veut l'organisation, et on s'assurera en même tems, que c'est par un mouvement musculaire de concert avec l'élasticité et la contractilité de l'appareil des ligamens sacro- et coccygo-ischiatiques, qu'elle parvient à garantir le périnée, et que tout ce qui contrarie ce mouvement, fait manquer le but.

La main incertaine de l'élève, qui quitte le périnée pour saisir l'enfant des deux mains, au moment où la tête franchit la vulve, et qui croit encore devoir tirer sur la tête dans la direction du détroit abdominal pour faire passer les épaules, déchirera le périnée en deux tems, avec la tête et avec l'épaule. C'est par cette raison que les auteurs modernes recommandent si soigneusement de garantir encore le périnée au sortir des épaules. Que l'on soutienne la tête et la replie sur le pubis, et qu'on ne la laisse pas tomber en bas pour entraîner l'épaule supérieure, avant que l'inférieure ait dépassé la fourchette pour se laisser développer la première, voilà ce qui évitera l'embarras.

Les expériences faites contradictoirement à Berlin et à Gœttingue, sur la nécessité de prévenir le déchirement du périnée ne conduisent à aucun résultat. A Berlin on a fait coucher les pauvres femmes soumises à l'observation dans des positions génantes et l'extrémité périnéale en l'air. A Gœttingue, sans laisser prendre à ces femmes la position qui leur aurait convenu, on paraît les avoir moins assujetties à une position déterminée par l'expérimentateur, et on a mieux réussi, sans cependant avoir obtenu de résultat favorable.

Au moment où la tête franchit la vulve, ou quand la tête, avant de la franchir, est encore arrêtée, seulement par les parties molles, les nymphes qui jusqu'ici n'ont pas paru prendre part à l'acte, disparaissent, à ne plus former qu'un anneau ou une corde, et qui paraît prendre part à l'élasticité de la vulve pour faire se glisser en haut l'occiput et s'éclore, et pour prêter en même tems en bas à la rétrocession du périnée. Mais dès que l'exclusion de la tête est faite, les nymphes reparaissent, et servent spécialement à clore la grande ouverture de la vulve.

Dans deux cas de médecine légale, pour accusation d'infanticide , je n'ai pu trouver ni au périnée ni à la fourchette aucun signe d'un accouchement récent , même étant moralement sûr qu'il s'en était fait un. La plupart des femmes qui accouchent sans assistance ni témoin conservent le périnée et la fourchette intègres ; et j'ose même mettre en avant que le périnée récemment déchiré est un signe que l'accouchée n'avait pas été entièrement libre pour faire à sa volonté ou d'après l'instinct.

L'enfant né, il ne faut pas se hâter de couper le cordon ombilical. On doit y faire une double ligature et le couper entre les deux ligatures, en laissant une anse au moins de quatre pouces vers le nombril. On empêche par la double ligature le placenta de se dégorger du sang fœtal et lui conserve plus de volume, ce qni contribue à le faire partir facilement. On pourrait cependant ne point faire la ligature du cordon, en ne la coupant qu'après la sortie de l'arrière-faix quand la pulsation des artères ombilicales aura cessée pendant quelque tems. Cependant des accidens funestes, provenant de l'omission de la ligature doivent y engager. De plus si on voulait se passer de la ligature, il faudrait pétrir, tordre, pincer et rompre ou déchirer le cordon, ce qui entraînerait plus de peine et de surveillance que si on avait fait la ligature. On rencontre souvent, ou pour l'ordinaire, chez les fœtus trouvés morts comme objet d'enquête judiciaire, le cordon ombilical non coupé ni lié, mais déchiré, et dans ce cas l'anse fœtale a toujours au moins 4 pouces de longueur. Cette circonstance fait présumer que l'accouchement a eu lieu sans aide ni assistance, ou du moins que celui-ci n'avait pas d'instrument tranchant à sa disposition. Dans ceux de ces cas que j'ai rencontrés, je n'ai jamais trouvé le nombril violencé, circonstance que je ne sais si je la dois attribuer à ce que le nombril a résisté à la violence de la chute de l'enfant, ou à l'événement que l'enfant s'est trouvé soutenu en franchissant la vulve.

On a l'habitude de laisser saigner l'anse fœtale du cordon coupé, quand l'état de l'enfant le paraît exiger. Je préfère d'en refouler le sang vers le placenta, de faire double ligature et de couper entre les deux ligatures ; je crains qu'une particule de l'air atmosphérique ne puisse entrer dans la veine ombilicale, vers le fœtus et causer des accès de suffocation et même la mort de l'enfant. Je crois pouvoir attribuer la plupart des cas de suffocation peu après la naissance d'enfans nés sains et en apparence bienportants, à cette cause.

Pour favoriser la sortie du placenta et pour

l'éloigner, on attendra de nouvelles contractions de la matrice. Le tems qu'il convient d'attendre ne peut pas être déterminé; c'est une calamité que l'on n'ait pas la patience d'attendre. La crainte que la matrice pourrait se refermer à ne plus se rouvrir est une raison de vieilles femmes. Que l'on attende que la matrice retirée au-dessus du détroit abdominal, descende et presse contre la cavité du bassin, ou qu'il survienne écoulement abondant de sang. Le globe utérin au-dessus du pubis, rassure sur la disposition de la matrice à l'égard de l'extradition de l'arrière-faix. Si l'on trouve convenable d'aider la sortie de l'arrière-faix, on se souviendra que l'axe longitudinal de la matrice fait maintenant un angle peu obtus avec l'axe du bassin, et que le point de l'insertion du cordon, se trouve tourné vers la paroi antérieure de la matrice, ainsi que la surface fœtale du placenta. Quand on est parvenu à cet endroit, en suivant le cordon avec deux doigts, il faut légèrement presser le placenta vers le sacrum et puis glisser ces deux doigts en bas pour prendre le placenta à revers, en soulever la portion postérieure ou face utérine et la faire avancer successivement le long de la symphyse du pubis, comme si on la mouvait autour d'une poulie. Ce mouvement fait, ou fera avancer et sortir le placenta dans la direction de l'axe du bassin, en tirant en haut le cordon ombilical, ou le placenta, suivant que la fermeté, la consistance du cordon et du placenta et en général sa masse ou d'autres circonstances l'indiquent. Le cordon ombilical et la portion du placenta qui suit, doivent enfin être soulevées et mues en haut dans la direction de l'axe de la sortie du bassin, à mesure qu'ils cèdent et arrivent par le centre du bassin.

Dès-que l'arrière-faix est sorti, les symptômes séméiologiques généraux rassurent sur l'état de l'accouchée, ou annoncent quelque danger qu'il convient de prévenir. Le pouls, le globe utérin et la manière d'être de l'accouchée sont à consulter à cet égard.

L'introduction de la main dans la matrice après la sortie de l'arrière-faix pour en faire sortir les caillots de sang qui y seraient restés d'après l'opinion de quelques professeurs clairvoyans, et pour s'assurer de l'état physiologique de son intérieur, est une pratique cruelle et inconvénante.

Après avoir fait placer et coucher l'accouchée dans son lit, on liera le bas-ventre, s'il paraît convenable, au moyen d'un bandage approprié mais aussi simple que possible, ou seulement on y appliquera un drap de lit plié, de quelque poids, pour contenir le bas-ventre par une pression extérieure. Les linimens, les fomentations, les cataplasmes etc. font partie des petits soins par lesquels on croit se faire valoir, tout en molestant la patiente. La propreté, la chaleur convenable, le repos, le soin d'éviter le refroidissement, surtout des seins et des parties sexuelles, d'éviter les frayeurs ou émotions, l'observation d'un régime convenable, des règles relativement à l'allaitement conduiront à un prompt rétablissement.

L'abstinence de la cohabitation dans cet état puerpéral est d'autant plus à recommander, que j'ai une observation d'une fausse-couche, juste deux mois après l'accouchement, et une autre de grossesse tubaire d'issue mortelle, juste quatre mois et demi après l'accouchement.

Il est des maladies de femmes en couches déterminées par quelque excitation de cette espèce.

---

12. *Du fœtus naissant.*

Dans tout accouchement l'enfant souffre par l'acte de la naissance autant et même plus que la mère, comme Bichat l'a le premier fait observer. Il est souvent rendu insensible par suite de ces souffrances, au point qu'il naît en état d'asphyxie, d'apoplexie ou de suffocation et il doit d'après celui de ces états qùi prédomine être traité pour être rappelé à la vie. Le médecin à œil exercé voit aussitôt ce qu'il y a encore à espérer à cet égard, d'autant plus qu'ayant observé l'accouchement, il est à même de pouvoir apprécier le degré des mauvais traitemens que l'enfant a dû endurer. Il fera cependant plutôt trop, que trop peu pour le rappeler à la vie.

Les douleurs morbides, spasmodiques, sans assez de remission et surtout les convulsions de la mère sont dangereuses pour l'enfant; elles dérangent trop l'économie de la matrice à laquelle le fœtus est toujours intéressé jusqu'à l'exclusion. L'avancement et le reculement de la tête devient, en pareil cas, un moyen dont se sert l'organisation pour modérer le danger de l'enfant. Mais néanmoins, il périt plus d'enfans par la longueur du travail, après l'écoulement des eaux que l'on ne croit communément, surtout si les mères tourmentées à travailler sans douleurs sur le siège d'accouchement, s'efforcent à expulser tout ce qui reste des eaux, dont l'écoulement total est encore favorisé par la position de la mère sur le siège.

Si la résistance est trop forte, ou que l'organisme est à la fin de ses moyens, la mort de l'enfant par laquelle les os du crâne sont rendus plus compressibles, devient encore un moyen pour sauver la mère, que l'organisme préfère de conserver plutôt que le fœtus. Ce point de doctrine paraît avoir été bien compris par les anciens.

Mais de nos jours c'est en pareil cas que le forceps devient un puissant moyen, pour sauver l'enfant, si l'accoucheur arrive à tems et qu'il trouve les voies excrétoires disposées à l'opération ; ce qui par suite de la longueur du travail, n'offre pour l'ordinaire pas de difficulté. Cependant au cas contraire il faut chercher à remédier par des bains, des injections, la saignée et le changement fréquent de position, ou par une position plus convenable, si les symptômes admettent encore la temporisation.

On parle aussi de convulsions du fœtus pendant le travail de l'enfantement, soit en même tems avec des convulsions de la mère, soit sans cet accident. Cet état de l'enfant serait reconnu par des mouvemens fort extraordinaires continuant sans remise pendant quelque tems et cessant tout-à-coup, par la mort du fœtus ; il exigerait la prompte terminaison de l'accouchement par le forceps, ou au moyen de l'accouchement forcé pour sauver la vie de l'enfant. N'ayant jamais eu occasion d'observer un cas semblable, je ne croirais pas devoir beaucoup compter de sauver l'enfant et je m'occuperais plus de la conservation de la mère. Mais comme, d'après ma manière de voir, les convulsions sont l'effet ou la suite de la diminution disproportionnée de l'activité du système ganglionnaire par ses rapports avec le système cérébral, et du surcroît de force ou de l'état d'indépendance qui en résulte pour ce dernier, je doute que cet accident puisse survenir au fœtus avant sa naissance ; car même jusqu'à un certain tems après cette époque, il ne survient pas facilement des convulsions aux enfans, exceptés celles qui annoncent l'agonie.

Si dans aucun cas on ne doit se hâter de couper le cordon ombilical, il faut surtout ne point le faire en cas d'état d'asphyxie, de suffocation ou d'apoplexie de l'enfant, à moins d'indication tirée de la cessation ou de l'irrégularité de la pulsation du cordon ombilical.

Les frictions du corps de l'enfant, des tempes, du creux de l'estomac, de la poitrine, et surtout de l'épiné du dos à la région du thorax et aux côtes près l'articulation avec le thorax, des plantes des pieds, avec des langes secs, chauds et point trop fins, ou avec des brosses, le bain tiède d'une température assez élevée, mais point trop long-tems continué, la douche froide sur le creux de l'estomac à intervalles proportionnés, mais assez longs pour attendre l'effet du premier ou pour le laisser passer entièrement , les frictions des tempes et du thorax avec des liqueurs spiritueuses odorantes , l'introduction du doigt dans la bouche pour exciter le larynx et le pharynx et pour ôter les muscosités séjournant dans l'arrière-bouche , les lavemens irritans , la saignée par le cordon ombilical , tels sont les moyens à employer avec discernement , et avec choix suivant que l'état d'asphyxie simple , de suffocation , ou d'apoplexie prédomine.

Moins on se hâtera , moins on mettra de pré-cipitation à porter ces secours , et à en venir à un autre moyen avant que l'action du premier ait cessé , et surtout moins on se hâtera quand l'organisme paraîtra revenir et redevenir actif, plus on aura de succès à espérer , ou du moins on aura la satisfaction de ne point avoir con-trarié et annullé les efforts de l'organisme par une officiosité déplacée.

Dans aucun cas l'insufflation d'air atmosphé-rique , ni avec ni sans seringue , la compression du thorax ou autre manipulation pour simuler le mécanisme de la respiration ne peuvent ser-vir. C'est l'action des nerfs , la vie , que nous voulons ressusciter , non une respiration artifi-cielle , gonflant le poumon , déterminant engor-gement , paralysie , et s'opposant à l'excrétion pulmonaire que nous voulons faire s'établir. Les lavemens à infusion de tabac ou à fumée de tabac doivent aussi être proscrits, comme affaiblissant l'action musculaire des voies de la respiration. Il en est de même des médicamens spiritueux, de la liqueur d'Hoffmann, du vin que l'on veut faire avaler aux nouveaux-nés, avant qu'ils puissent faire usage de l'organe de la déglutition. Enfin les frictions de l'intérieur de la bouche avec du sel, des oignons, de l'éther etc. détruisent la sensibilité et corrodent l'intérieur de la bouche et les lèvres.

L'enfant qui n'a nullement souffert pendant l'accouchement, ni par la longueur du travail, ni par la force des douleurs, n'est pas exempt d'accidens graves résultant de cette même circonstance, en apparence heureuse. Pour n'avoir pas éprouvé de gêne relativement à la circulation vers la fin de la grossesse et pendant le travail, et pour avoir vu s'établir le nouveau mode de circulation avec trop de précipitation, il arrive, que des enfans nés très-lestement, très-vivaces et bien-portans, sont surpris quelques heures après la naissance d'un fort accès de suffocation, assez prolongé pour faire craindre une mort subite. De semblables accès revenant, de plus en plus, causent souvent la mort quelques jours, et même quelques semaines après la naissance. — L'autopsie cadavérique offre toujours le trou botal à la cloison des deux oreillettes du cœur plus ou moins ouvert (ce que l'on trouve cependant chez tous les nouveaux-nés morts les premiers jours après la naissance). On a coutume d'appeler la maladie suffocative dont il est question, cyanose ou maladie bleue, mais cette dernière est censée causée par un autre vice de conformation au cœur, par la communication par la cloison des deux ventricules, et est très-rare. On a récemment trouvé par l'inspection cadavérique d'un homme mort à l'âge de 20 ans et affecté de cyanose dès l'enfance, l'artère pulmonaire communiquant avec l'aorte. J'infère de pareils cas que le défaut de sang rutilant dans le système artériel ne cause pas directement la mort, et que ce n'est que ce défaut de coloration du sang dans les poumons qui tue promptement.

Cette maladie suffocative des enfans nouveaux-nés est traitée avec le plus de succès par des vomitifs à dose telle qu'il s'ensuive pendant deux ou trois jours consécutifs un état d'anorexie voisin de la défaillance.

---

13. *De la pratique des accouchemens en général.*

La parturition pouvant, comme fonction physiologique, se passer des secours de la médecine, la femme en travail de l'enfantement se suffirait seule, dans cette circonstance.

Les premières personnes qui ont assisté les femmes en travail paraissent avoir été de vieilles servantes ou esclaves, l'ancienne nourrice, ou des matrones de la famille; mais qui ont dû se borner à ne donner que des conseils vagues, et à se conformer aux usages routiniers, consistant en consolations et cérémonies religieuses. Elles se sont abstenues de toute espèce de secours appartenant à la chirurgie, tant par prudence, que par principes religieux et par vénération pour l'état du médecin. Ce n'était qu'après avoir jugé que la nature ne parviendrait pas à expulser l'enfant, qu'elles ont eu recours aux médecins, qui, guidés par l'expérience et le résultat de l'observation ne paraissent pas s'être décidés à opérer l'extraction forcée du fœtus avant d'avoir reconnu que l'enfant était mort. Car tant qu'on ne pouvait présumer que le fœtus eût cessé de vivre, on avait d'autant plus de confiance dans les forces de la nature, que l'on croyait que le fœtus faisait lui-même des efforts pour naître. Par suite de cette conduite les droits de la médecine d'expectation ont préablement été respectés, et la modération, la circonspection, le ménagement et la présence d'esprit que Celse recommande à l'opérateur, dans le peu de lignes qu'il nous a transmises sur la pratique des accouchemens, nous sont un sûr garant que de pareilles opérations n'ont pas été faites sans discernement, ni sans connaissance de cause. Gardons-nous donc de taxer d'ignorance et d'impéritie les anciens médecins, qui ont secouru les femmes en travail de l'enfantement, et ne les jugeons pas d'après les écrits faussement attribués à Hippocrate, qui n'offrent qu'un recueil de tous les moyens curatifs proposés jusqu'alors pour aider la parturition.

Les femmes étant restées en possession de la pratique des accouchemens pour les cas physiologiques, depuis les tems les plus reculés jusqu'à l'avant-dernier siècle, les médecins n'ont pas eu assez occasion d'observer cette fonction pour en tirer profit dans les cas pathologiques, et les sages-femmes n'ont pas eu les connaissances accessoires nécessaires pour porter un jugement juste sur cette matière.

La restauration de la chirurgie a dû engager les hommes de l'art à s'ocuper aussi de l'art des accouchemens, et ceux-ci ont, en peu de tems, reculé les bornes de cet art par l'introduction de la version sur les pieds et par la pratique du toucher, pour reconnaître l'état physiologique du col de la matrice et de son orifice, inconnu jusqu'alors, surtout relativement à la dilatation et à la dilatabilité artificielle de cet orifice. Cependant la physiologie des parties sexuelles, ainsi que la manière d'être du fœtus, a continué à leur rester inconnue. De-là sont nées de fausses théories et par suite de l'application de ces fausses théories une mauvaise pratique, contre lesquelles nous avons encore à lutter de nos jours, malgré les connaissances et les lumières que l'anatomie générale et la physiologie de la parturition, étayée de l'observation, nous ont fournies.

Se rendre familier l'accouchement physiologique, dans toutes ses formes, nuances et modifications, par rapport à l'intensité, à la durée, à l'ordre, soit naturel, soit interverti d'après lequel les symptômes plus ou moins sensibles et aperçus, qui caractérisent la fonction et en marquent les périodes, se succèdent, telle est la première obligation du médecin, qui veut exercer l'art des accouchemens avec succès et satisfaction. En consultant toujours l'organisation, en se gardant de la contrarier, ni de l'irriter, en s'efforçant de l'imiter, autant que possible, relativement aux moyens qu'elle emploie, à leur gradation et au tems qu'elle leur accorde, l'accoucheur éclairé par la séméiologie physiologique de la parturition, sait se dispenser de l'hygiène tribulante des commères et du diagnostic minutieux et recherché des livres élémentaires qui s'efforcent vainement de réduire l'art à la solution d'un problème de mécanique, aux dépens de l'organisation.

Outre que la ligne de démarcation qui sépare le domaine de la nature de celui de l'art, et la médecine d'expectation de la médecine opératoire ne peut être déterminée au juste, il est encore des circonstances où cette dernière peut être mise à profit, pour des cas purement physiologiques, lorsqu'il s'agit de prévenir un accident, que l'on a droit de craindre, mais qui n'est pas encore arrivé. Alors on a pour but d'abréger le travail et d'en finir avec un état chanceux, en aidant les efforts de l'organisation et en renforçant ses moyens. C'est pour ces cas, surtout, qu'il faut un jugement médical juste et pénétrant, sans lequel l'accoucheur se hasarde dans une spéculation dont l'insuccès peut gravement compromettre sa responsabilité et sa tranquillité morales. Car l'attaque prématurée peut donner lieu à un dommage ou à un désappointement d'autant plus pénible, que sa nécessité peut être mise en doute.

Mais ce jugement médical ne peut pas être supposé à la sage-femme, qui ne peut avoir des connaissances précises relativement à l'anatomie et à la physiologie du système sexuel ou de la fonction reproductrice. L'instruction des sages-femmes devrait donc être restreinte aux connaissances indispensables, nécessaires pour soigner l'accouchement naturel, et pour juger quand il cesse de l'être et quand il est tems de faire appeler un accoucheur; et ce n'est qu'après quelques années de routine et d'observation de la nature, que la sage-femme reconnue capable devrait recevoir une seconde instruction, qui la rendît propre à faire la version sur les pieds et d'autres opérations d'accouchemens. La sage-femme douée d'assez de sagacité pour profiter de son expérience préalablement acquise et de la nouvelle instruction, s'abstiendra d'elle-même d'entreprendre quelque opération, tant soit peu hasardeuse ou difficile, et fera appeler un accoucheur, sans préalablement rien gâter, bien qu'elle soit autorisée à s'en passer.

Les secours de l'art dans les accouchemens que l'organisation ne peut pas terminer par elle-même, sans péril pour la mère, ou pour l'enfant, ou qui ne pourraient se faire sans des efforts qui menaceraient de devenir nuisibles, doivent être déterminés par le jugement médical de l'accoucheur et employés avec ménagement et assurance.

14. *Des secours de l'art dans l'accouchement indirectement physiologique.*

Le volume de la tête un peu plus fort, le bassin moins bien conformé ou ne cédant pas par ses parties molles, et la position de l'enfant moins avantageuse deviennent des obstacles, que l'organisme parvient souvent à surmonter par des moyens indirects extraordinaires et même insolites, ce qui constitue l'accouchement indirectement physiologique.

C'est la position ou la direction moins avantageuse de l'axe longitudinal du fœtus et sa présentation avec l'extrémité pelvienne de cet axe qui déterminent le plus souvent cette irrégularité.

Lorsque la tête se trouve d'ailleurs en assez bonne position, mais que l'extrémité de l'axe longitudinal du bassin, qui répond au fond de la matrice, est trop divergente de celle de l'axe longitudinal de l'organe, on appelle cette position obliquité, soit de la matrice, soit de la tête, suivant que la portion vaginale de la matrice ou le centre de la base du crâne ne répondent pas précisément au centre de la division du bassin, à laquelle ils se trouvent momentanément arrêtés.

On s'est persuadé que cette position irrégulière pouvait et devait être changée au moyen de forces mécaniques agissant directement sur le point de contact de la tête avec la région du bassin formant obstacle. L'organisation, pour y remédier, s'y prend différemment ; elle cherche à rapprocher, l'une de l'autre, les extrémités supérieures des axes longitudinaux de la matrice, du bassin et du fœtus, et la tête parvient ainsi à s'éloigner inférieurement du point de contact avec le bassin, sans le secours de la force externe étrangère, dont l'avantage se laisse néanmoins savamment démontrer sur le mannequin, à l'aide de l'éloquente habileté des doigts du professeur.

L'observation et l'expérience ont suffisamment prouvé l'impossibilité de déplacer avantageusement, avec la main, ou avec un instrument, la partie du fœtus qui se présente à l'orifice de la matrice, à moins que l'organisme n'y coopère. On ne parvient pas à donner à la tête une position moins désavantageuse pour son passage en essayant de la tourner, elle reprend sa position primitive dès que la force externe cesse d'agir sur elle. C'est d'en haut, du fond de la matrice que la force coopératrice de l'organisme doit agir pour seconder cette force externe, ou plutôt pour en justifier et agréer l'emploi. Une trop grande divergence de l'extrémité supérieure de l'axe longitudinal de la matrice avec celle du fœtus détermine position transversale de l'enfant et indication pour la version , qui a pour but de redresser l'axe longitudinal entier du fœtus pour le faire coïncider avec celui du bassin et, par en haut , avec celui de la matrice , y étant déjà par en bas , ou s'y remettant aisément à la suite de ce redressement par en haut.

Mais la divergence à un moindre degré et modifiée , donne lieu à l'accouchement par l'occiput tourné en arrière , à celui par la face , ou par l'extrémité pelvienne. Ces diverses espèces pouvant se terminer , par les raisons alléguées plus haut , sans le secours de l'art , doivent être comptées parmi les accouchemens indirectement physiologiques.

Lorsque la face se présente , on trouve pour l'ordinaire successivement au toucher , quand l'orifice de la matrice est encore fort haut et tourné vers le sacrum , le frontal droit , la racine du nez , un œil pour l'ordinaire le droit , plus loin le nez , la machoire supérieure , l'autre œil , enfin la bouche (toujours par le côté droit de la tête présentée au doigt explorateur). Le menton descend en dernier lieu le long de la symphyse sacro-iliaque droite , mais en retardant , jusqu'à ce que l'organisme se prépare pour l'expulsion de la tête. Alors le menton s'avançant lentement , arrêté dans sa marche par les parties de la face , qui se trouvent déjà plus avancées ou plus bas , et qui peu-à-peu se tuméfient, se tourne vers le pubis droit, soit pour se développer de dessous l'arcade du pubis , soit pour s'arrêter derrière cette arcade , glissant sur le périnée et laissant ensuite basculer la tête en arrière. Cependant cette dernière manière de finir est plus rare. C'est en observant ce cas d'accouchement que l'accoucheur apprend à reconnaître son impuissance et l'inutilité de ses tentatives pour faire descendre plus vîte la tête , et surtout le menton; heureux s'il sait profiter de la leçon.

Bien que les nomenclateurs aient trouvé bon d'augmenter le nombre des positions de la tête autant que possible , au moyen des données fournies par le mannequin , contrairement aux bons conseils de Mme Lachapelle à cet égard , je prétends qu'il n'y a qu'une position , toujours la même pour la présentation de la face ; s'il est des cas extrêmement rares qui font exception , il ne doivent figurer , que comme telles , dans le corps de doctrine.

Cette position faciale est , la première position occipitale de Baudelocque , changée en faciale , par le renversement en arrière et en haut de la tête , pour que l'occipital soit appuyé sur le dos , au lieu d'être appuyé par le menton sur la poitrine , d'après l'opinion généralement reçue et d'après ce qui paraît avoir quelquefois lieu. Mais d'après mon opinion, dans le plus grand nombre des cas la position faciale ne laisse pas supposer, comme nécessaire, ce renversement de l'occiput ; elle peut avoir lieu et se fait ordinairement par le simple déplacement de l'extrémité bibregmatique du diamètre vertical de la tête, sur le bord supérieur pubien gauche, où, dans la première position occipitale de Baudelocque, est placée l'extrémité cervicale de ce diamètre, qui par ce changement remonte en haut, de sorte que maintenant, ce même diamètre se trouve dans une position presque verticale, de presque horizontale qu'elle était auparavant. De cette manière, il n'est pas nécessaire que le menton s'éloigne de la poitrine dès le commencement du travail, ou s'en soit éloigné auparavant.

L'accouchement se fait en tout, comme dans cette première position de Baudelocque, jusqu'à ce que le menton se trouve dans l'excavation du bassin ; ensuite la tête se comporte comme dans la position désignée par M. Nægélé pour la quatrième se changeant en deuxième, et se termine comme il vient d'être dit, à l'égard de cette position, c'est-à-dire le menton regardant la symphyse sacro-iliaque droite, est mû en avant derrière le pubis droit, pour se développer de dessous l'arcade. Il se peut néanmoins aussi que le front gagne cette arcade, reste en haut et laisse dégager le menton par en bas. Ceci dépend de la direction spéciale des forces expulsatrices, qui, dans la première position occipitale ou pour l'ordinaire, et pour toutes les positions en général à peu d'exceptions près, vont de droite à gauche et déterminent les rotations de la tête, de concert avec le mouvement rotatoire de la part du diamètre transversal de la matrice.

Je suis surpris qu'avant moi, aucun auteur n'ait encore fait cette observation. En général on étudie trop le mannequin et néglige d'observer l'organisme en fonction.

Je n'ai pas encore trouvé dans les auteurs une bonne figure de la présentation faciale.

On a long-tems cru devoir terminer ces accouchemens avec le forceps ou avec le levier, ou encore, comme auparavant, par la version sur les pieds ; mais on a toujours retiré l'enfant mort ou estropié, sans compter les mauvais traitemens que la mère avait dû endurer par suite du mauvais succès des tentatives jusqu'à ce que le conseil de Zeller et Bœr, d'abandonner ces cas de parturition à l'organisme, eût été écouté, après trente ans d'hésitation et de dispute. Il sera néanmoins encore parlé de l'application du forceps en pareil cas, dans le chapître sur cette opération.

L'accouchement où l'enfant se présente par l'extrémité pelvienne se passe de même naturellement, que ce soit seulement un côté du pelvis, le sacrum, le fondement et les parties sexuelles dans l'accouchement par les fesses, et un seul pied, pour celui par les pieds, qui se présentent au commencement de l'accouchement.

Il est très-curieux d'observer ces sortes d'accouchemens, sans y coopérer, en prenant sur soi de n'y porter la main que pour s'assurer de ce qui se passe.

L'accouchement très-lent, au commencement, avec écoulement prématuré des eaux, ou sans la rupture des membranes, rend l'accoucheur impatient et semble l'autoriser à aider. Mais une force mécanique sur l'enfant, sur ses articulations depuis les pieds jusqu'aux vertèbres du col, le refroidissement de son corps, sont plus nuisibles, que son séjour prolongé dans la matrice. Il en est de même des manipulations pour une position régulière des membres, que l'organisme détermine plus surement, que la main de l'accoucheur, en ce que la flexion naturelle des membres est toujours favorable au passage du fœtus, tandis que l'extraction forcée par la partie que l'on croit devoir sortir la première, donne souvent à l'enfant une position tout irrégulière et déterminant sa mort. Le but de l'organisme est et reste de faire passer l'enfant par la direction de son axe longitudinal, et d'après la position et les mouvemens naturels des membres et articulations ; les manipulations contrarient souvent cette marche.

Ainsi, lorsque l'enfant ne présente qu'un pied, l'autre croisé pour l'ordinaire sur la jambe du premier suit facilement. Il en sera de même, si c'est la jambe, le genou, ou même le fémur qui se présentent, au premier toucher. Il faut dans ce cas ne point se hâter de tirer sur ce membre, l'organisme lui donne plus surement la bonne position et la bonne direction que la main de l'accoucheur ; et si on s'y croyait autorisé, il ne faut pas oublier que la partie de l'enfant appuyée contre le sacrum, descend la première et de préférence, d'après la règle de l'organisation.

Dès que les pieds sont dans la vulve et que les douleurs sont assez déterminées pour décider l'expulsion de la partie du fœtus engagée dans l'orifice de la matrice, la femme couchée sur le dos, (c'est la position de son choix), fait, au commencement de la douleur, un mouvement brusque pour rapprocher le bassin des pieds, puis lors de la cessation de la douleur, elle retire le bassin, pressant fortement le périnée contre le plan sur lequel elle est couchée ; de manière que par le premier mouvement, la par-

tie de l'enfant sortie est repliée vers le fondement , et que par le second cette même partie
est pressée contre l'arcade du pubis. Ces mouvemens semblent souvent trop violens , et calculés plutôt sur le soulagement de la mère que sur
la conservation de l'enfant ; mais ils instruisent
l'accoucheur sur la conduite à observer , lors de
l'extraction artificielle du tronc et prouvent combien on a tort d'enseigner de faire des tractions
dans la direction de l'axe du détroit abdominal,
sur la partie du corps de l'enfant déjà sortie hors
de la vulve.

La fin de l'accouchement naturel par les pieds,
comme de celui par les fesses est prompte. Mais
la doctrine d'aller rechercher les pieds, dans la
présentation par les fesses , pour en faire un
accouchement par les pieds , est ce qu'il y a de
plus répréhensible, en pratique d'accouchemens;
faire mourir un enfant, qui suivant toute apparence , serait né vivant, fatiguer et tourmen-
ter sans nécessité , par une opération de version,
pour l'ordinaire des plus difficiles , la mère qui
aurait pu et du accoucher à moindres frais et
peut-être même sans le moindre secours de l'art,
tel est le résultat de cette doctrine.

Dès que le bassin de l'enfant a franchi l'orifice de la matrice , les douleurs deviennent plus
fortes et se suivent plus rapidement. Elles dé-

terminent maintenant le mouvement de rotation du corps de l'enfant ; les coudes s'engagent dans l'orifice de la matrice , sont poussés dans la direction de l'un des diamètres obliques et préparent et déterminent la descente du menton et de la tête dans la cavité du bassin. La pratique de tourner le ventre du fœtus vers le sacrum , pour prévenir que le menton ne s'accroche au pubis et celle de dégager les bras avant que la tête ait franchi le détroit abdominal , ainsi que la pratique de donner à la tête ce qu'on appelle la bonne position pour passer , c'est-à-dire de la tourner et de la tirer dehors par deux doigts placés sur la machoire supérieure , ou même dans la bouche , et deux doigts de l'autre main sur l'occipital , sont nuisibles à l'enfant. Si l'organisme veut bien expulser ou lâcher la tête en pareil cas , cette pratique semble bonne , mais elle est inutile ; et si l'organisme ne lâche pas la tête , les vertèbres du col sont trop fatiguées et même disloquées et on a se reprocher cette manœuvre.

En soulevant et pressant légèrement vers le pubis la partie de l'enfant sortie hors de la vulve, et toujours de plus en plus , en raison de l'avancement des parties , au point qu'après la sortie des épaules et de la descente de la tête dans la cavité du bassin , l'enfant se trouve placé sur la tête , le vertex appuyé sur le sacrum et le coc-

cyx, les jambes retenues en haut, on favorise
sa sortie définitive ; et on reçoit l'enfant sortant,
la tête arrivant à-peu-près dans la position et
la direction voulues par l'organisme.

Pour peu que la dernière période de cet accouchement dure, ou qu'elle soit retardée, on
enveloppe le corps de l'enfant de langes chauds
et mous, et l'on parvient facilement à extraire
la tête au moyen du forceps appliqué en dessous
de l'enfant, soutenu en l'air et replié vers le
montvénus.

***

15. *Des secours de l'art par la médecine opératoire.*

Les anciens s'en tenaient à la médecine d'expectation tant qu'il y avait espoir que l'organisation
se suffirait pour terminer l'accouchement, ou
qu'il n'y avait pas de danger pour la mère, supposé toujours la suite de la mort de l'enfant,
et ils n'avaient recours à la médecine opératoire,
pour les accouchemens laborieux, que quand
l'enfant était reconnu mort, et n'exigeait plus de
ménagement ; c'est-à-dire dans les cas que l'on
considère de nos jours comme désespérés.

Dès-lors, on essayait de donner à l'enfant une
position favorable, s'il ne paraissait pas l'avoir,

c'est-à-dire s'il n'arrivait pas par la tête , au moyen d'une sonde , du doigt ou de la main , et les douleurs excitées peuvent avoir eu quelquefois du succès. On secouait ensuite fortement la patiente , la mettait sur la tête et la faisait tourner en cercle ; médication absurde , mais qui peut-être a réussi , dans certains cas , par l'état de défaillance et de relâchement général du corps causés par cette manœuvre , et permettant ou facilitant la version sur la tête. Si cette médication n'opérait pas de changement favorable , on cherchait à extraire l'enfant à l'aide de crochets et de ciseaux ; dernière ressource que l'emploi des moyens antécédens , sans succès , et le tems qui s'était passé en expectation , l'état de faiblesse de la mère et celui de l'enfant censé mort , avaient justifiée.

Cependant Celse , auteur du premier siècle , ne parle déjà plus de cette méthode violente à concussions , et le peu de lignes qu'il nous a transmises sur l'art des accouchemens offrent des préceptes sages , dignes d'être pris en considération encore de nos jours. Il ne paraît cependant pas qu'il ait été lui-même médecin ; on le considère plutôt comme le rédacteur habile des pensées d'autrui , mais qui a sacrifié le développement de la pensée à la concision et à l'élégance du style.

Il est le premier des anciens qui enseigne, que l'enfant peut aussi naître ou être extrait, sans difficulté, par les pieds, et qu'il peut même être retourné sur les pieds, s'il se présente autrement, (que par la tête ou par les pieds); et qu'en ce cas les mains du fœtus indiquent que c'est la tête, qui est plus près de la vulve, et les pieds que c'est la partie inférieure du tronc et sur lesquels on doit tourner l'enfant.

Comme il dit en même tems que pour ces opérations, il faut attendre que l'orifice de la matrice soit suffisamment ouvert, et que la partie qui se présente puisse être aperçue à la vue, il doit avoir pris cet orifice et celui de la vulve pour le même, comme tous les anciens médecins qui paraissent n'avoir cherché à reconnaître la position de l'enfant, que quand la matrice et le vagin ne formaient plus qu'une même cavité; à cet effet, ils se servaient d'un dilatatoire; qu'ils nommaient spéculum-matricis. Si l'opération de la version n'est plus praticable, Celse conseille de faire l'extraction de l'enfant mort, au moyen de crochets tranchans; la circonspection, la réserve et les ménagemens qu'il recommande à cet effet, prouvent qu'il parle de l'opération avec connaissance de cause, et qu'il ne peut être question que de l'enfant mort; mais l'élégance et en même tems la froideur de ses expressions à cet égard laissent présumer, qu'il n'a pas été témoin oculaire de semblables cas.

Moschion, médecin du même siècle confirme la doctrine de Celse ; mais depuis cette même époque la version par les pieds fut négligée, jusqu'à ce qu'en 1525 Ortolfus, médecin à Fribourg en Brisgau eût enseigné, dans un petit traité imprimé sur l'accouchement, *) que l'accouchement par les pieds pouvait se faire sans le secours de l'art, et qu'en 1561 Franco et peu après Paré eussent recommandé la version sur les pieds pour toute position où l'enfant ne présentait pas la tête. Franco, en conseillant d'appliquer un lacs au pied, qu'on aura le premier rencontré, prouve qu'il en parle par expérience.

Guillemeau, élève de Paré, s'occupa particulièrement de l'art des accouchemens et acquit beaucoup d'expérience et de dextérité dans ce qui concerne la version par les pieds. Il est le premier auteur qui ait enseigné l'art de toucher, la dilatation artificielle de l'orifice de la matrice et le moyen de reconnaître la position de l'enfant avant la rupture des membranes ; il conseille encore la version sur la tête pour certaines po-

---

*) Voyez Bibliothèque de la ville de Strasbourg, livres in-4.º N.º 1084.

sitions du fœtus. *) Il fut appelé, par sa grande réputation à l'accouchement de la reine, dont Louise Bourgeois, également élève de Paré, était la sage-femme.

Les succès de Guillemeau firent naître plus de confiance dans cette méthode. Cependant, elle n'a été généralement adoptée, que quand Mauriceau en eut confirmé les avantages par le résultat de son expérience.

Le siècle qui sépare ces deux célébrités, n'a offert aucun homme de l'art digne d'être cité. Clément, **) nommé accoucheur des enfans de

---

*) De la grossesse et accouchement des femmes par Guillemeau. 4.° Paris 1598. 1643. Cap. 18-24. Il est des auteurs qui s'obstinent à attribuer cette doctrine à Louise Bourgeois, dont le livre n'a cependant paru qu'en 1606.

**) Mauriceau, 7.° édit. Paris 1740. 4.° vol. 1. L. 2. ch. 33. p. 369, à l'occasion d'un cas d'accouchement arrivé en 1675, parle de Clément (né 1649 mort 1729,) comme du serviteur, et dans la suite, collègue du chirurgien Lefèvre, dont il a épousé la fille. Alph. Le Roy le qualifie de garçon barbier. Il paraît avoir effectivement joué ce rôle, comme domestique de Bouchet au premier accouchement de Melle de La Vallière, accouchée par Bouchet, premier chirurgien du Roi en 1663 ou 1664, d'après les mémoires de Melle de Montpensier. Paris 1776. vol. 5. p. 322. Comme Astruc et Suë se sont laissés mystifier par ce conte, il paraît que Clément même avait contribué à l'accréditer. L'enfant étant né mort on n'a jamais pu avoir des détails positifs sur ce premier accouchement clandestin de Melle L. V.

France en 1682, s'est fait remarquer par un conte, d'après lequel il aurait été, à l'âge de quatorze ans, l'accoucheur de Melle de La Vallière, maîtresse de Louis XIV. Ce sont les couches secrètes de Mme de Montespan (1670) qui ont probablement déterminé le roi à donner la préférence à Clément sur Mauriceau, relativement à la nomination d'accoucheur des enfans de France.

Malgré les heureux résultats obtenus par Guillemeau et Mauriceau par la version de l'enfant sur les pieds, cette pratique n'a cependant pas été sans inconvéniens. Ces accoucheurs ne se les sont nullement dissimulés et ils ont établi des préceptes pour les éviter ou pour les prévenir. Mais ces mêmes préceptes ayant été basés sur la prétendue nécessité de terminer l'accouchement par les pieds au plus vîte, pour donner à tems le baptême à l'enfant menacé de perdre la vie, et sur l'indication de remédier à des obstacles ou à des inconvéniens amenés par de fausses manœuvres résultant de cette précipitation, ou de la maladresse des sages-femmes, ils n'ont servi qu'à empêcher l'organisme de coopérer à l'excrétion du fœtus par ses moyens physiologiques. L'observation de ces préceptes a, par cela, aggravé le mal, au lieu d'y remédier ou de le prévenir, comme il sera prouvé plus loin, quand il sera question de l'accouchement par les pieds.

Les inconvéniens de la version et de l'extraction forcée de l'enfant par les pieds ont encore
été augmentés par la doctrine de l'accouchement
forcé établie par Guillemeau et par l'opinion de
pouvoir amener l'enfant vivant, au moyen de
cette opération, quand il serait arrivé mort, si
on l'avait amené ou laissé venir par la tête.

L'expérience ayant ainsi prouvé les risques et
le danger de la version sur les pieds pour la
mère, comme pour l'enfant, les accoucheurs sont
revenus aux moyens d'extraire l'enfant par la
tête, et avant d'avoir recours aux crochets, ou
à l'embryulcie, ils essayèrent l'application de
lacs, de filets et de frondes ou coëffes, abandonnée pour ne pas avoir eu de succès. Enfin un certain crochet mousse, large, en forme de cuiller
a suggéré aux frères Chamberlen, chirurgiens
anglais l'idée d'un instrument propre à saisir la
tête et à en faire l'extraction sans le blesser.

C'est avec cet instrument que Hugh Chamberlen s'est rendu à Paris en 1669, offrant de ven-
dre son secret au gouvernement français pour
la somme de dix mille écus. Mais un essai qu'il
en fit en présence de Mauriceau, *) pour accoucher une femme que ce dernier avait déclarée

---

*) Traité des femmes grosses. 4.º 1694. Préface, et observa-
tions sur la grossesse etc. 1695. Obs. 26.

ne pouvoir accoucher qu'au moyen de l'opération césarienne , ayant été des plus malheureux , en ce que Chamberlen se vit dans le cas de renoncer à l'opération et de laisser périr la mère , sans avoir pu amener l'enfant , le détermina à s'en retourner aussitôt à Londres , emportant cependant l'ouvrage de Mauriceau , récemment publié , pour le traduire en anglais. Cette traduction a paru deux ans après , en 1672 , et a valu à Chamberlen , d'après Mauriceau ; trente mille livres de rente. Hugh Chamberlen y prend le titre de médecin du roi d'Angleterre.

Mais l'instrument de Chamberlen , ou plutôt son secret , n'a été rendu public qu'en 1735 , par Chapman , qui excuse ce retard par la circonstance , que le secret n'avait pas appartenu à Hugh Chamberlen seul , mais encore à son père et au frère de celui-ci et à ses deux frères , (ou confrères ?) Un , ou deux ans auparavant , Giffard , anglais , et Dussé , français , avaient rendu public un semblable instrument, et même en 1721 déjà Palfyn avait essayé d'attirer l'attention de l'académie de Chirurgie de Paris sur un instrument analogue.

Par suite de l'issue malheureuse de l'accouchement entrepris par Chamberlen , à Paris en 1669, Mauriceau plus persuadé que jamais que l'enfant ne pouvait être extrait de force par la tête , qu'au

moyen de crochets au risque de blesser, non
seulement l'enfant, mais aussi la mère, imagina,
pour éviter ce dernier inconvénient, son tire-
tête, *) qui ne peut être appliqué qu'en ouvrant
et dilacérant le crâne de l'enfant ; mais lui-même
n'ayant fait usage de cet instrument que deux
fois, et probablement aucun accoucheur après
lui, l'on conçoit qu'il ne peut pas être considéré
comme une invention heureuse.

Le secret de Chamberlen paraît avoir passé
d'abord dans les mains de trois médecins hollandais, Roonhuysen, Bœckelmann et Fr. Ruysh,
composant le comité des syndics du corps des
médecins à Amsterdam, administrateurs de la
police médicale et examinateurs des médecins.
Ils en firent l'acquisition en 1693, quand Chamberlen se fut réfugié en Hollande avec Jâques II.
Ces médecins privilégiés exigèrent que tout autre
voulant exercer l'art des accouchemens dans l'ar-
rondissement de leur juridiction médicale, leur
achetât le secret. Étant d'ailleurs en possession
du monopole de la pratique des accouchemens à
Amsterdam, il transformèrent en accouchement
instrumental, tout accouchement lent ou difficile
en simulant de travailler avec l'instrument, et
ne se servant même que d'une branche du for-

---

*) Ed. citée, Obs. 603 et 608.

ceps à cet effet ; ce qui paraît avoir donné lieu
à l'idée du levier de Roonhuysen , ainsi que ,
dans la suite , à l'opinion que Chamberlen avait
trompé les médecins hollandais , en donnant l'une
des branches de l'instrument à l'un , tandis que
l'autre ne possédait que la seconde.

Les médecins et chirurgiens hollandais contemporains ont eu , sans doute , connaissance des
prétentions de leurs confrères , mais ils n'ont
pas daigné faire attention au prétendu secret de
ces charlatans , car leur compatriote , le savant
Deventer , qui publia son traité sur l'art des accouchemens en 1700, n'en parle pas , et s'est
probablement imaginé , qu'il s'agissait seulement
de donner à la matrice une direction convenable et avantageuse pour remédier à la cause de
l'accouchement difficile et laborieux , lorsque celui-ci ne dépend pas du volume disproportionné
de la tête avec la voie qu'elle doit parcourir ,
mais de la circonstance que l'axe longitudinal de
l'enfant ne coïncide pas avec celui de la matrice.
Il établit comme base de sa nouvelle doctrine ,
celle de l'obliquité de la matrice , et conseille ,
pour remédier à cette mauvaise disposition , d'a-
bord l'expectation et puis la version sur les pieds.
Cette doctrine savamment développée , en langue
latine , avec conviction et confiance , fut bientôt
goûtée et adoptée par les médecins physiologistes ,

et l'honneur de l'obliquité fut encore rendu à Deventer, vingt ans après sa mort, par la dénomination d'un diamètre du bassin, à direction oblique, qu'on venait de trouver faire partie de l'anatomie du bassin.

Cette obliquité de la matrice consiste dans la divergence de l'extrémité supérieure (regardant le haut du corps de la mère), des axes longitudinaux du fœtus et de la matrice, et ne devient vicieuse que lorsqu'elle est à un degré qui détermine une position transversale du fœtus. Dans ce cas l'indication est d'après Deventer ou l'expectation, ou la version sur les pieds. Cependant les détenteurs du secret de Chamberlen ne comprirent pas Deventer, ou plutôt ils n'eurent pas égard à sa doctrine, et ils travaillèrent avec leur instrument comme devant agir sur la tête en levier pour donner une position convenable au fœtus semblant dévié, ainsi qu'à l'axe de la matrice.

Dans cet état des choses Palfyn, chirurgien de Gand, proposa en 1721 à l'académie de chirurgie de Paris, de faire connaître un instrument propre à faire l'extraction de la tête du fœtus sans l'endommager; mais à condition que l'invention ne serait pas divulguée, en cas qu'elle n'aurait pas l'approbation de ce corps. Les commissaires nommés par l'académie pour examiner cet instrument ne trouvèrent pas bon de donner suite à leur mission. L'un d'eux avait consulté, à l'égard de la proposition de Palfyn, le probe et estimable Delamotte, chirurgien à Vallogne, qui se trouvait à cette époque à Paris pour y faire imprimer son traité des accouchemens; *) et Delamotte (sans connaître l'instrument) n'hésita pas à dire et à faire imprimer dans son ouvrage, que « c'est certainement un leurre, et un « conte en l'air de la part de celui qui prétend « en connaître un. » C'est probablement ce défi péremptoire donné par un auteur récent et très-estimé qui détermina la conduite de la commission de l'académie à l'égard de la communication de Palfyn. Mais Delamotte sans doute revenu de sa prévention dit dans le supplément à son traité, « qu'il résulterait une grande uti-« lité et des avantages d'une pareille invention, « s'il était possible d'en faire une. »

Palfyn qui est mort en 1730, ne peut avoir ignoré ce prononcé de Delamotte, et paraît s'être soumis à ce jugement, sans doute parce que ni ses propres essais avec l'instrument ni ceux de ses amis, auxquels il avait fait part du secret,

---

*) Paris 1721 et 1722 4.° page 886, Réflex. à la 468e observation, et Paris 2 vol. 8.° 1766 avant-propos au 2.e volume et Leyde 1729 4.° page 720 supt. 461e observ.

n'avaient été de nature à l'engager à donner suite à sa première démarche.

Ces circonstances retardèrent la publication de l'instrument jusqu'en 1734 , où Dussé et Giffard en donnèrent les premiers la description et la figure et seulement l'année suivante , l'instrument de Chamberlen fut décrit par Chapman. *)

Dès cette époque l'emploi de l'instrument appelé tire-tête , ou les mains de Palfyn , extractor , éductor et dans la suite forceps par Grégoire , ne paraît pas avoir toujours été couronné de succès. Grégoire fils , chirurgien de Paris y a fait quelques changemens et passa pour s'en être rendu l'usage familier. Des accoucheurs même , et parmi lesquels nous remarquons Smellie ,

---

*) J'ai cru devoir insister sur l'historique du forceps , non à cause de son importance , mais pour redresser quelques erreurs et anachronismes que nous rencontrons encore dans des écrits récens. Les erreurs de cette nature sont , en effet , insignifiantes par elles-mêmes , surtout si elles ne compromettent que l'histoire ancienne , qu'il est facile de contrôler ou de rectifier. Mais nous voyons se glisser , comme à dessein , dans des écrits du jour de semblables inadvertances relativement à la priorité; et j'ai personnellement à me plaindre , sous ce rapport , de M. Kilian , (Les opérations obstétricales , Bonn 1834) qui a profité des nouvelles vues et des points des doctrines que j'ai publiés en 1817 et 1825 en langue allemande , sur la version par les pieds et sur l'emploi du forceps etc.

ayant déjà exercé l'art depuis plus de trente ans, avec succès, se sont rendus à Paris pour suivre les leçons de Grégoire. C'est pour ce voyage dans l'intérêt de l'art que M. Velpeau considère Smellie comme l'élève de Grégoire. Cependant Smellie ne fut pas satisfait de cette instruction et à son retour à Londres, tout en s'occupant du perfectionnement de l'instrument et en enseignant l'usage dans ses écrits, il ne fut pas toujours content de son emploi. Après avoir donné au forceps la courbure en haut, à-peu-près en même tems et de la même manière que Levret, pour pouvoir saisir, avec l'instrument, la tête au-dessus du détroit abdominal, il ne fit l'essai d'opérer de cette manière, qu'une seule fois, et s'en désista pour appliquer le filet. Levret ne paraît pas avoir été plus heureux avec son forceps à nouvelle courbure, et lui substitua pour quelque tems son tire-tête à trois branches.

L'inconstance du succès, entre les mains de ces grands maîtres, était attribué dès-lors à la structure défectueuse de l'instrument, et a donné lieu à des changemens et à de prétendus perfectionnemens, qui ont détourné l'attention des accoucheurs de la véritable cause de ces insuccès, de sorte que l'on n'est parvenu que fort tard et seulement au commencement du présent siècle à reconnaître que l'art de se servir du forceps dépend uniquement de la science de déterminer et de préciser l'indication et le moment propre pour l'opération, ainsi que le but particulier de chaque manœuvre dont elle se compose.

Ce qui a le plus contribué à ne point reconnaître le véritable avantage que l'instrument pouvait offrir, fut l'opinion qu'il s'agissait de la solution d'un problême de mécanique et que l'organisme devait s'y prêter, non seulement à l'égard des souffrances à endurer, mais encore à l'égard de l'insouciance de l'opérateur relativement à la marche, au tems et aux périodes que l'organisme est habitué d'observer pour les fonctions organiques. Par suite de cette erreur, les moyens opératoires étaient envisagés, comme moyens de remédier à des qualités vicieuses de parties organiques, au lieu d'être considérés comme moyen d'en faciliter les fonctions.

L'expérience du désappointement résultant trop souvent de l'emploi du forceps d'un côté, et de l'autre la force du préjugé, qu'on ne pouvait passer pour bon accoucheur, sans suivre les préceptes des Grégoire, Bœhmer, Levret et Smellie, surtout relativement à l'emploi d'instrumens, a donc fait préférer aux praticiens l'usage du levier, instrument à la fois propre à l'expectation, à exciter des douleurs et à faire semblant, par l'appareil que l'on y mettait, d'avoir entrepris une grande et importante opération ; pendant que d'autres sont revenus à l'ancienne routine et à la pratique de la version et de l'embryulcie.

Par suite de la difficulté de ces opérations d'accouchement, pour les avoir entreprises trop tôt et pour avoir voulu les terminer trop vîte, leur issue chanceuse et l'opinion erronée d'avoir toujours un obstacle physique à surmonter et de devoir se hâter pour ne point laisser exposé long-tems le fœtus aux efforts de l'organisme et pouvoir encore lui administrer le baptême avant qu'il perde la vie, ont conduit en 1768 Sigault à l'idée de rendre le bassin plus ample au moyen de la symphyséotomie, opération par laquelle on espérait rendre inutile l'embryulcie et l'emploi du forceps dans les cas qui autorisent à douter de l'utilité de ces moyens.

Enfin vers la fin du siècle dernier, les médecins Zeller et Boër, directeurs de l'hôpital de la clinique des accouchemens établi à Vienne en 1788, obligés souvent, par la grande affluence de femmes en travail, de différer de plusieurs heures l'opération qui semblait requérir l'emploi du forceps, se sont convaincus par l'observation et l'expérience de l'efficacité de la nature pour vaincre des obstacles par la temporisation et par la médecine expectante ; obstacles que l'accoucheur avait crus insurmontables , et qu'il s'était imaginé dépendre de la disproportion du volume de l'excrétion à celui de la voie excrétoire , tandis que l'événement a prouvé qu'ils avaient dépendu de la circonstance , que la voie excrétoire n'avait pas encore été porté à l'état physiologique , à l'état de maturation , ou même à l'état de mortification nécessaires pour permettre l'excrétion.

Mais l'opposition qu'ont éprouvée ces accoucheurs de la part des contemporains a été si vigoureuse et conduite avec une telle animosité , que ces accoucheurs estimables ont pris le sage parti de laisser au tems de rétablir les faits. Ce n'est donc que de nos jours , et même pas encore généralement , que les accoucheurs reviennent enfin de la prévention sur la nécessité de leurs manœuvres officieuses qui contrarient et paralysent les efforts salutaires de la nature.

Les secours de la médecine obstétricale opératoire consistent :

1) A explorer soit avec un ou deux doigts , soit avec la main entière ;

2) à conserver les eaux de l'amnion , ou à en opérer l'écoulement par la rupture artificielle des membranes , en tems opportun ;

3) à favoriser l'expulsion ou à faire l'extraction artificielle du placenta ;

4) à changer une position mauvaise du fœtus en une moins défavorable , ou seulement à s'assurer du degré de possibilité de cette manœuvre ;

5) à retenir , ou faire avancer une partie du fœtus , dont la progression précipitée ou entravée pourrait rendre l'accouchement difficile ;

6) à faire la version sur la tête ou sur les pieds , si l'organisation ne se prête pas au simple changement de position de la partie du fœtus déterminant l'irrégularité , ou si l'accouchement doit être terminé plus vîte , qu'en l'abandonnant à la nature , et encore ne serait-ce que pour mettre l'accoucheur à même de pouvoir le terminer au besoin sans perdre de tems , en attendant la coopération complète de l'organisation ;

7) à favoriser , aider ou opérer l'exclusion du fœtus , au moyen de la main , du forceps , de l'excérébration avec ou sans l'emploi de crochet , ou au moyen de l'embryulcie ;

8) à déterminer l'exclusion du fœtus par l'accouchemement prématuré ;

9) à rendre possible l'exclusion du fœtus au moyen de la section de la symphyse du pubis ;

10) à faire jour au fœtus par la solution de

continuité artificielle sur la mère, par la gastérotomie, l'hystérotomie;

11) à reconnaître et à remédier à des accidens survenus à la mère avant, pendant et après l'accouchement;

12) à examiner l'enfant nouveau-né et surtout à le soigner, relativement à des difformités ou maladies organiques.

---

16. *De l'introduction de la main dans le vagin et dans la matrice.*

Cette opération est douloureuse et pénible, elle ne doit donc pas être entreprise sans but déterminé, ni indication précise. Elle constitue cependant la première manœuvre de différentes opérations obstétricales, de l'exploration de l'intérieur du bassin par la main entière, de la dilatation artificielle de l'orifice de la matrice, de la rupture des membranes, impraticable au moyen d'un ou de deux doigts, de la pratique de retenir ou de faire avancer une partie du fœtus, de la version, quelquefois de l'application du forceps ou d'autres instrumens, de l'extraction artificielle du placenta, de l'application de tampons, de pessaires, de la réduction de la matrice lors d'une position vicieuse, etc. Je dédaigne de parler de cette pratique pour tâter le pouls au cordon ombilical.

Il est à observer que plus la parturition est avancée et moins il s'est écoulé de tems après la sortie du fœtus, plus ce toucher est facile. Il faut donc, autant que possible, ne point l'entreprendre sans nécessité, uniquement pour contenter la curiosité et sans le but direct de contribuer par cela à l'amérioration de l'ensemble.

Il est même des conjonctures où cette manœuvre est impossible, et où il faut par cette raison ne pas la tenter ; comme pour l'ordinaire en état de non-grossesse, chez les femmes qui n'ont pas été mères, pendant la première gestation, et même pendant le travail de l'enfantement, lorsqu'un état spasmodique et la constriction du vagin s'y opposent. Dans ces circonstances il convient d'attendre que cet état soit passé, et même de chercher à y remédier par la saignée et les topiques émolliens et calmans.

En opérant l'accoucheur doit se rendre compte de l'espèce de douleur que sa main cause, et distinguer si elle est inséparable de l'opération, ou si elle est excitée par quelque manipulation dont il faut se désister. Il doit de plus ou abréger le moment le plus douloureux en cherchant à passer la main le plus tôt possible, ou se retenir pour ne pas forcer s'il survient spasme.

On conseille pour cette opération de placer
l'une des mains extérieurement sur le fond de
la matrice, soit pour la contenir, soit pour mieux
comprendre la direction à donner à la main introduite.

La dilatation graduelle de la matrice exige la
même circonspection et précaution que Celse recommande. « Medicus unctæ manus indicem di-
« gitum primum debet inserere, atque ibi con-
« tinére, donec iterum os adpériatur, rursus
« que alterum digitum demittere debebit, et per
« easdem occasiones alios, donec tota esse intus
« manus possit. »

---

17. *Du déchirement des membranes renfermant
l'eau amniotique.*

Le fœtus a sa propre économie, si bien que
les membranes, les matières organiques qui lui
servent de couverture, d'enveloppes, et de milieu pour y vivre et reproduire ou entretenir
sa chaleur animale, ou pour en prévenir la dissipation, font partie de ses dépendances et sont
sa propriété.

Ces membranes forment un sac fermant her-
métiquement le réduit du fœtus, autant que cela
peut se dire d'un clos organique. Ce sac rempli

d'un produit liquide, des eaux de l'amnion, n'en est pas gorgé, mais en état physiologique, il ne laisse pas de place à de l'air ou à du gaz, et le fœtus en est entouré de tout côté, comme nageant entre deux eaux.

L'usage de ce sac membraneux est multiple, et comme l'organisation s'est attachée, à rendre moins importantes et moins dangereuses les défectuosités d'appareils organiques à plusieurs fonctions de différens usages, indépendantes l'une de l'autre, elle a aussi laissé, pour mettre à profit ces usages, une latitude particulière. C'est dans ce cas que se trouvent les membranes de l'œuf.

Cependant pour en prévenir l'abus, l'organisation, s'est encore ménagé de petits moyens ou des modifications. Elle a renforcé l'extrémité du sac placée sur l'orifice interne de la matrice d'une substance gluante, rutilante pour l'ordinaire ; elle a eu soin de ne pas rendre trop forte, et gênant la matrice dans son développement, l'attache des membranes à la matrice, sans cependant permettre d'interstices ; à cet effet elle a rendu facile à s'user la lamelle la plus externe de ces membranes, la caduque réfléchie, et l'a fait dépendre et provenir de la surface de la matrice ; de là elle l'a fait réfléchir sur le sac, à partir de la périphérie du placenta, où celui-ci est attaché fortement à la matrice par le concours et la rencontre des autres lamelles des membranes, pour laisser la surface utérine du placenta libre et d'autant plus propre à sa fonction.

La rupture prématurée des membranes et l'écoulement des eaux en trop grande quantité dès le commencement de l'accouchement ne sont pas une circonstance favorable, mais ils n'en constituent pas pour cela une dangereuse, car l'organisation en prévient les grands inconvéniens par la forme de la matrice, sa position relativement à l'axe du bassin et celui du corps de la mère, et même par le fœtus bouchant, pour l'ordinaire, le passage aux eaux et s'opposant à la déplétion totale de la matrice pendant tout le cours de l'accouchement.

Par ces dispositions, il est impossible de faire s'écouler la quantité d'eaux voulue et d'en ménager le reste à volonté, comme quelques auteurs prétendent pouvoir faire dans l'accouchement prématuré artificiel.

Ces mêmes dispositions sont d'un grand avantage pour la conservation du fœtus, en ce qu'elles ne permettent pas le contact immédiat de l'air externe avec le fœtus et avec le cordon ombilical, même quand les eaux se sont déjà écoulées, et en ce que les membranes affaissées s'appliquent

au corps du fœtus et le garantissent ainsi du refroidissement prématuré et du commencement
de l'acte respiratoire , avant qu'il en soit tems.
Ce même avantage résulte encore de la manière
d'être de la vulve et du vagin , dont les parois
et les surfaces appliquées l'une sur l'autre ne permettent pas facilement, l'entrée de l'air externe.

La question si l'on doit rompre les membranes pour faire écouler les eaux et dans quelle
période de l'accouchement , doit être décidée
pour chaque cas particulier , par les circonstances. Tantôt cette pratique hâte le travail, d'autres fois elle le ralentit. Pour l'ordinaire cela doit
se faire à l'époque où l'orifice de la matrice est
tuméfié et ouvert au point de laisser bientôt passer la tête. Quelquefois il convient de favoriser
l'écoulement des eaux en repoussant et contenant la tête lorsqu'elle bouche l'orifice , ou en
faisant changer la patiente de position , comme
dans le cas où le cordon ombilical est jugé trop
court ou entortillé autour du corps ou du cou
du fœtus. Il faut de même déterminer l'écoulement des eaux en cas d'hémorrhagie pendant le
travail, ou pour appliquer le forceps , ou pour
empêcher la sortie trop brusque du fœtus et la
déplétion subite de la matrice. Il faut d'ailleurs
en tout cas ne point laisser franchir à la tête
le détroit périnéal , sans que les membranes

soient rompues et les eaux écoulées à une certaine quantité. En laissant la patiente libre, les
membranes se romperont au plus tard, quand
elle est assise, ayant le détroit périnéal appuyé ;
la tête de l'enfant est pressée dans cette position
contre cet appui, et la membrane rompt un peu
avant que la tête franchisse ce détroit. D'autres fois il faut chercher à entraver et à ralentir l'écoulement des eaux s'il est possible, comme
pour les cas de version, présumée devoir être
faite à une époque plus éloignée, ou de procidence du cordon ombilical, ou de travail à douleurs spasmodiques où l'orifice de la matrice se
contracte au lieu de céder.

D'après l'opinion vulgaire, l'écoulement des
eaux plus ou moins retardé, ou avancé, ne fait
rien à la facilité, ni à la difficulté de l'accouchement ; mais l'organisme est néanmoins très-
conséquent à cet égard. Il s'en sert pour diminuer la longueur de l'axe longitudinal de la matrice et pour en approcher l'extrémité supérieure
vers l'axe du corps, ce qui facilite la descente
de la région de la tête du fœtus appuyée contre
la saillie du sacrum et même sa sortie définitive,
sans que l'axe longitudinal de l'enfant, à sa
région cervicale, soit recourbé, à faire obstacle à l'exclusion du tronc par l'éloignement prématuré du menton de la poitrine. D'autres fois

l'organisme s'en trouve bien de retarder l'écoulement des eaux, pour donner le tems aux appareils de se préparer à l'accouchement sans
premières douleurs trop pénibles. Dans les deux
catégories, c'est un avantage prévu par l'organisation que la déplétion de l'organe causée par
l'écoulement des eaux ne soit ni subite ni totale
en une fois. Voilà pourquoi la rupture des membranes a tantôt lieu au commencement du travail, tantôt seulement vers la fin, suivant que
les membranes rencontrent un obstacle qui réagit
sur elles.

L'écoulement des eaux n'arrive que trop souvent au commencement de l'accouchement, et
même avant, et indique toujours une circonstance peu favorable. Cependant l'organisation
parvient ordinairement à se tirer d'affaire à cet
égard. Ce sont de plus les accouchemens indirectement physiologiques et surtout les pathologiques qui offrent l'écoulement prématuré des
eaux et qui sont déjà pour cela sous la surveillance particulière de l'art. Il en est néanmoins
parmi cette classe d'accouchemens, où le déchirement artificiel des membranes devient nécessaire, et qui offrent plus ou moins de difficulté
pour y réussir. Il y a eu des auteurs, qui ont
imaginé à cet effet des instrumens pour rompre
les membranes sans le faire par l'introduction

de la main entière et sans blesser l'enfant ; et récemment des accoucheurs décidés à déterminer l'accouchement prématuré deux mois ou six semaines avant le terme, ont imaginé une séringue dans la vue d'attirer la membrane sur laquelle l'ouverture de la canule est appliquée, après avoir été introduite à travers le canal du col de la matrice, et pour les déchirer au moyen du vide produit dans la séringue.

Il me semble que l'accoucheur expérimenté vient toujours à bout, avec la sonde, le doigt ou la main s'il juge à propos de rompre les membranes.

Les sages-femmes qui sans discernement font souvent écouler les eaux, avant que l'orifice de la matrice soit assez ouvert et ramolli, dans le dessein d'abréger le tems du travail, s'en trouvent souvent très-mal, en déterminant un accouchement lent, douloureux et ennuyeux, qui ne les retient que plus de tems, au lieu de finir plus promptement.

En cas d'insertion du placenta sur l'orifice de la matrice, les membranes sont trop difficiles à rompre, soit que l'on veuille faire la perforation du placenta, soit qu'on veuille seulement les déchirer à sa périphérie, où elles sont plus fortement adhérentes et résistantes au point de faire craindre lésion de la matrice à cet endroit par le forcement. En pareil cas il faut chercher à arriver à la périphérie du placenta par la paroi de la matrice et non par la surface du placenta, et se faire jour entre cette périphérie et la matrice sans déchirer les membranes par leur surface fœtale.

A la question sur l'usage des membranes ou, du moins, sur leur manière d'être, je crois devoir faire mention d'un accident très-rare, qui occupe, dans ce moment, les accoucheurs qui quêtent l'insolite; c'est le cri du fœtus encore inclus dans la matrice, ou le vagissement utérin. On met de l'importance à cette question, parce que l'on se persuade, qu'il faut qu'il soit entré de l'air atmosphérique dans la matrice, à cet effet, et que par conséquent l'enfant se meurt, si cet air n'est pas renouvellé, de sorte qu'il est nécessaire, ou de faire l'extraction de l'enfant au plus vîte, ou de faire parvenir de nouvel air dans la matrice pour entretenir l'acte respiratoire. C'est donc pour conserver la vie à l'enfant, que la question est à prendre en considération.

J'ai déjà moi-même entendu trois à quatre fois un pareil cri, ou son pointu, faible et coupé; mais occupé de l'opération, je n'y ai fait attention, que quand les assistans m'en ont fait l'observation; et alors même je n'ai pu m'occuper du phénomène, seulement je fus étonné de ne pas voir faire à l'enfant de mouvement pour respirer. C'était dans des accouchemens par l'extrémité pelvienne, où, depuis long-tems, j'ai l'habitude de ne pas mettre le doigt dans la bouche de l'enfant, ni de faire des efforts pour faire descendre la tête. Lors du phénomène la tête se trouvait déjà assez avancée pour pouvoir la considérer comme ayant dépassé le détroit abdominal; je ne crois cependant pas qu'il faille qu'il entre de l'air dans les poumons pour opérer le vagissement utérin et c'est à mon avis, précisement à l'impossibilité, qu'il soit parvenu de l'air atmosphérique dans les narines, ou dans la bouche de l'enfant qu'il faut attribuer ce phénomène; mais il ne peut avoir lieu sans une irritation mécanique. Ce sont donc, d'après cette manière de voir, des circonstances autres que celles de procurer au fœtus les moyens de respirer dans la matrice, qu'il faudrait savoir amener pour lui conserver la vie.

Une personne adulte qui se trouve entre deux eaux n'entend pas les sons d'en dehors; mais elle entend le son de deux pierres heurtant l'une contre l'autre sous l'eau; une autre personne hors de l'eau entend bien ce même son, mais moins distinctement. Supposons, au lieu d'eau, un fluide homogène plus épais, et les poumons du fœtus à terme préparés à commencer la respiration, par le changement de la circulation pulmonaire, qui a lieu vers la naissance, comme fluide épais propre à recevoir le son et à le transmettre, comme l'eau, et nous pourrons concevoir que le cri du fœtus à naître peut avoir lieu sans le concours de l'air externe. Cependant cette explication n'exclut pas un concours de circonstances difficiles à réunir.

La faculté du fœtus de faire le son ou le choc articulé, peut, dans ce cas, être attribuée aux muscles du larynx, sans l'action des autres muscles servant à l'acte respiratoire, ou du moins avec une pareille action très-faible et empêchée par l'épaisseur du milieu que présente l'intérieur des poumons, mais ces muscles doivent être spécialement excités par une cause externe.

Quant au phénomène connu sous le nom de fausses eaux, je ne puis rien en dire, ne l'ayant pas encore observé par moi-même. Trois cas d'écoulement prématuré des eaux, que l'on peut aussi considérer comme écoulement de fausses eaux, m'ont fait voir qu'il était provenu d'une très-petite ouverture à l'endroit du placenta où était inséré le cordon ombilical. Une fois l'eau s'était fait jour entre les membranes et le placenta, et les deux autres fois, où il y avait insertion vélamenteuse du cordon, l'eau s'était écoulée

directement entre les membranes et la matrice,
mais de même au moyen d'une petite ouverture
à l'insertion des vaisseaux dans les membranes.

---

18. *De la délivrance exigeant les secours de l'art.*

Le placenta s'abcède par la cessation entière
de sa fonction d'abord lente et successive pendant le travail, mais à la fin promptement définitive, comme déterminée brusquement par la
déplétion subite de la matrice, et la réduction
instantanée de son volume; mais cette cause est
en grande partie mécanique et l'organisation ne
se contente pas des seuls moyens de ce genre pour
parvenir au but; d'ailleurs si elle suffisait, nous
verrions trop souvent des hémorrhagies par décollement d'une partie du placenta avant l'exclusion de l'enfant ; c'est la révulsion qui s'opère
après la naissance de l'enfant qui fait prendre à
la circulation une tout autre direction et réduit
momentanément la matrice et le placenta à une
inaction complète, laquelle décide la chute du placenta, ou sa séparation de la matrice, comme
n'ayant plus de rapport l'une avec l'autre. C'est
ainsi que cet état de bien-être et de satisfaction
après l'expulsion du fœtus, appelé par quelques

auteurs modernes la période de la restitution,
sert comme moyen organique pour faire tomber
le placenta comme une escarre. Il faut donc
distinguer entre cette séparation du placenta d'a-
vec la matrice, et son expulsion, qui est
exclusivement l'œuvre de la matrice, tandis que
la première dépend d'une opération organique
d'un autre genre. C'est pour avoir confondu ces
deux opérations organiques et pour ne les avoir
pas suffisamment étudiées, que cette fonction
naturelle donne si souvent lieu à des méprises
funestes.

Le plan que la matrice offre pour l'attache du
placenta est diminué subitement en tout sens ; le
placenta se ronce ; il s'extravase peu-à-peu du
sang entre le placenta et la matrice, et autant
que l'attache du placenta par sa périphérie permet de recevoir dans l'emplacement limité par
cette attache.

Cependant cette extravasation ne peut être
considérable, car les ronces de la surface utérine
du placenta, roidies et durcies par l'élasticité et
la contraction de la matrice qui les comprime,
pressent contre sa surface, d'où elles s'étaient
détachées et servent ainsi de tampon ; disposition organique aidée de la plus forte connexion
de la périphérie du placenta avec la matrice et
par la continuation de la fonction du placenta

par les endroits encore adhérens, dérivant le sang des endroits décollés. De cette manière l'extravasation de sang trop forte est empêchée et même rendue impossible, jusqu'au décollement du placenta à sa périphérie.

Le premier écoulement de sang, après la sortie du fœtus, a lieu avant une nouvelle douleur, et il prouve que ce n'est pas la contraction de la matrice qui détermine cet écoulement, et que ce ne sont pas non plus les contractions de la matrice qui opèrent la séparation de l'arrière-faix d'avec elle, comme on l'enseigne généralement. La matrice reprend peu-à-peu son volume physiologique de vacuité, sans l'espèce de contractions désignées par le nom de douleurs. Au contraire avant que la périphérie du placenta soit décollée, cette attache s'oppose aux contractions ultérieures de la matrice, et il n'en survient plus. Sous ce dernier rapport les efforts mécaniques pour décoller le placenta, deviennent nuisibles, soit en causant des douleurs qui s'opposent à ce décollement, soit en excitant l'inflammation locale de la matrice, et les désordres qui s'ensuivent, et voilà d'où vient la difficulté de cette opération, ainsi que le danger.

Il est de plus à observer que tant que le fœtus se trouve encore dans la matrice, il presse contre le placenta et le soutient, tandis que dès son exclusion ce soutien cessant contribue à déterminer le décollement du placenta.

Une portion du placenta, ou celui-ci en entier, détachée pesant sur la portion vaginale, l'excite à céder ou à faire un mouvement pour s'ouvrir, d'où résulte nouvelle contraction de la matrice. Voilà comme il arrive que la main étant dans la matrice au moment d'une douleur pour expulser le placenta, trouve la cavité de la matrice partagée transversalement en deux, par une constriction au milieu, sa partie inférieure en état de relâchement et la supérieure se contractant ; c'est donc dans ce cas l'excitation de l'orifice de la matrice, et non l'excitation du fond par un corps devenu étranger, qui détermine l'exclusion du placenta, comme en général toute douleur naturelle de l'enfantement.

Ainsi sans décollement du placenta point d'écoulement sanguin, ni externe ni interne, ni de contraction de la matrice pour exclure le placenta ; au contraire cessation des douleurs plus ou moins prolongée, jusqu'à ce qu'il arrive décollement.

La matrice s'est retirée après l'exclusion de l'enfant, comme elle avait fait auparavant après chaque douleur, mais plus libre et plus légère, elle est remontée au-dessus du détroit abdominal, aussi haut qu'elle avait été au commencement de la parturition. C'est là, dans cette position qu'elle se repose et qu'elle attend de l'événement, de nouveaux mouvemens physiologiques. Cette position de la matrice offre de particulier que son axe longitudinal obtient une direction presque horizontale avec le détroit abdominal du bassin, à faire angle aigu avec l'axe de ce détroit et angle droit avec l'axe du corps.

Cette période de l'accouchement se signale par un état d'accablement, mais qui est accompagné de sensation agréable, de bien-être, de satisfaction et d'un état d'abandon et de repos général et instantané pour tous les organes, et même pour l'organe cérébral; ces organes étonnés semblent s'oublier, pour le moment, et ne pas songer à reprendre leur fonction en s'émancipant de l'état de gêne, de soumission et de contrition où les avait tenus l'empire de la matrice pour sa grande fonction.

Cet état de repos général est d'une grande signification séméiologique, en ce qu'il laisse juger de la régularité de l'issue de la fonction, relativement à la délivrance et à la couche. C'est cet état qui détermine l'entier abandon du placenta et de la matrice pour se séparer définitivement, celle-ci se laissant aller avec perte de sang par inaction, et le premier se fanant subitement jusque dans ses attaches antérieurement les plus fortes. Mais bientôt la matrice réveillée soit par la perte, soit par l'excitation que fait sur son orifice le placenta détaché, se défend contre cette révulsion organique et est de nouveau mise en action pour l'expulsion de l'arrière-faix.

Cependant cette marche naturelle pour la délivrance peut être entravée par l'irrégularité de cette période, ou par sa défection, occasionnée par une cause pathologique quelconque, mais le plus souvent elle l'est par les manœuvres exigeantes de l'accoucheur pour hâter et forcer l'exclusion de l'arrière-faix, sans laisser le tems aux organes à se remettre des fatigues antérieures.

L'état de bien-être et d'abandon dont il vient d'être parlé est inséparable de l'accouchement parfaitement physiologique, au point que les femmes les moins disposées à la joie et à la satisfaction n'en sont pas exemptes. Mais par contre lorsqu'il manque et qu'il est remplacé par une inquiétude sans motif apparent, c'est de mauvais augure, même alors qu'au moment, il ne se manifeste aucun autre symptôme de nature à alarmer. La préoccupation au contraire, la crainte, les fausses idées puisées pour l'ordinaire dans les livres populaires sur l'accouchement ne méritent aucune considération.

L'écoulement de sang lors de la délivrance est

naturel et même de rigueur pour l'accouchement physiologique. Il provient en grande partie du dégorgement de la surface utérine du placenta, et de celui de l'endroit de la matrice où le placenta était inséré. Cette première espèce d'écoulement cesse dès que l'arrière-faix est arrivé, et la seconde doit bientôt se ralentir et discontinuer par périodes, pour revenir comme par saccades, suivant les efforts que met la matrice dans ses contractions subséquentes pour reprendre son volume physiologique de vacuité ; efforts qui sont accompagnés soit de douleurs pour l'expulsion du sang extravasé dans la substance farcie de vaisseaux capillaires et devenue spongieuse par suite de l'insertion du placenta, soit de simple écoulement sanguinolent ou lochial sans douleurs ni contractions. Ces contractions de la matrice à la suite de la parturition, appelées arrières-douleurs, sont plutôt des spasmes, que des douleurs régulières, elles résultent uniquement du trop d'empressement que la matrice a mis antérieurement dans ses contractions.

Les mouvemens décrits pour l'expulsion du placenta se font pour l'ordinaire lentement ; l'organisation y met une demi-heure, une heure et même plus. Si les dernières douleurs pour opérer la dilatation de l'orifice de la matrice et l'expulsion du fœtus ont été fortes, pénibles et fréquentes, et à plus forte raison, si elles ont été occasionnées par la version ou par l'emploi d'instrumens, l'arrière-faix ne tarde pas d'arriver peu après la sortie de l'enfant; si au contraire ces douleurs ont été lentes, à grands intervalles, peu douloureuses, et que l'enfant est arrivé, comme si la matrice l'avait plutôt relâché qu'expulsé, le placenta arrive lentement et met la patience de l'accoucheur et plus encore la sollicitude des assistans à l'épreuve. Qu'on se garde en pareil cas de causer écoulement de sang par de maladroites manipulations ou essais; car les plus innocentes en apparence peuvent nuire, soit en excitant la matrice à des contractions irrégulières, soit en diminuant le volume du placenta par un écoulement prématuré de sang. En pareil cas on ne devrait pas couper le cordon ombilical avant que la pulsation ait entièrement cessé, (à moins d'hémorrhagie), mais favoriser l'engorgement du placenta par tout moyen possible.

Les deux espèces d'écoulement de sang, toutes naturelles qu'elles sont, deviennent quelquefois inquiétantes, si elles arrivent avant la sortie de l'arrière-faix, sans que celui-ci suive bientôt; mais tant qu'elles ne constituent pas perte, et que l'on sent le globe utérin au-dessus du pubis, et surtout, lorsque le placenta est déjà engagé dans l'orifice de la matrice, il ne doit pas être question de l'extraction artificielle du placenta. En tentant cette opération, sans qu'il y ait indication péremptoire, on peut se créer des obstacles que la temporisation n'aurait pas vus naître, et fatiguer et même endommager la matrice au point à donner lieu à quelque maladie longue et difficile à guérir. De semblables déboires peuvent survenir, si, par la crainte mal fondée de voir se fermer l'orifice de la matrice, à ne plus se laisser rouvrir pour laisser passer l'arrière-faix, on se croit autorisé à opérer la délivrance artificielle, ou si, sans aucune indication, sans écoulement de sang, ou seulement avec écoulement modique, on veut faire l'extraction artificielle du placenta, simplement pour en finir avec l'acte de la parturition.

Il est encore à observer à l'égard de l'hémorrhagie provenant de la matrice et du placenta en même tems, que la portion de celui-ci non encore détachée continue à attirer les humeurs et le sang vers la matrice, ce qui rend la perte beaucoup plus forte, que si le placenta était détaché en entier. Les accoucheurs du dernier siècle se sont étayés de cette observation, pour établir en principe, qu'il faut se hâter de délivrer la malade en tout cas de perte et ont consacré par là l'abus de la délivrance hâtive, en ce que la perte provenant d'une maladie locale de la matrice doit être arrêtée , si toutefois cela est possible et jugé praticable , par des moyens moins propres et directs à exciter l'inflammation à l'époque de l'état puerpéral , que ne l'est le décollement forcé du placenta et les violences sur la matrice le plus souvent inséparables de l'opération.

Il résulte de ces données que la séparation du placenta de la matrice , et son excrétion , est une opération physiologique , sujette comme toute autre fonction organique , à des modifications , des restrictions , des variations , qui ne changent pas pour cela l'état de santé en état pathologique; mais qui admettent néanmoins la surveillance et des moyens hygiéniques dans l'intérêt de telle ou telle condition , pour le départ du placenta , agréé par l'organisme , ou contre quelque incident qui peut le contrarier. Ces moyens hygiéniques consistent 1) dans la ligature du cordon ombilical vers le placenta , pour empêcher le dégorgement de celui-ci par sa partie fœtale ; 2) dans le ménagement du cordon , des vaisseaux et des membranes , recouvrant le placenta , pour ne point causer d'hémorrhagie irrégulière ; 3) dans le ménagement de l'orifice de la matrice pour ne point exciter cet organe à des contractions contrariant sa séparation d'avec le placenta et son mouvement pour redescendre dans le bassin , et pour pousser son contenu vers l'orifice ; 4) dans la précaution de ne pas refroidir l'accouchée , de lui faire respirer un air pur et frais , de frotter légèrement la matrice d'en dehors , et de donner une boisson calmante ou restaurante suivant le besoin ; 5) à éloigner le placenta parvenu dans l'orifice de la matrice ou dans le vagin ; 6) à comprimer légèrement le bas-ventre , par un appareil convenable et point gênant , pour continuer en quelque sorte la pression que la matrice remplie avait exercée sur les viscères et les vaisseaux du bas-ventre.

Les auteurs se récrient sur l'usage dans certains pays , de donner des boissons spiritueuses vers la fin de la parturition ; j'ai eu l'occasion d'observer plusieurs cas d'abus commis à cet égard , sans qu'il s'en fût suivi le moindre accident , de sorte que le but d'une délivrance prompte et facile en ait paru atteint. Quelques cuillerées d'un vin généreux favorisent l'orgasme révulsif et réveillent de l'accablement que l'expulsion du fœtus avait causé. Ce médicament seconde aussi les efforts des autres organes pour reprendre leur fonction , et prévient par cela les faiblesses et l'hémorrhagie ; il est préférable à l'opium qui excite à des sueurs fatigantes et est suivi de prostration des forces.

L'hémorrhagie qui précède l'expulsion de l'arrière-faix est plus ou moins contrariante ; elle est déterminée par le décollement d'une partie du placenta ; mais dans ce cas celui-ci se détache bientôt en entier, ou il est facile de le faire arriver en le mettant sur la voie pour son exclusion. Les moyens hygiéniques mis en usage à cette fin consistent en manipulations pour donner une bonne direction au placenta et pour le conduire en dehors ; le frictionnement du bas-ventre, le changement de position de l'accouchée ne doivent pas être considérés comme délivrance artificielle, parce qu'ils ne servent qu'à faire plus promptement, ce qui se serait fait également avec un peu plus de patience.

Si, au moyen de la délivrance artificielle, on parvient à faire cesser l'hémorrhagie, ce n'est que dans le cas, où l'organisme est lui-même disposé à ce moyen ; mais dans le cas contraire, il s'opposera à la délivrance, d'où résulte le désagrément du désappointement, ou le danger de l'emploi de la force.

Ainsi, lorsque l'hémorrhagie dépend de l'irrégularité de la fonction de l'organe, l'opération est indiquée ; mais si elle dépend d'une maladie locale de l'organe, il y a indication de faire cesser l'hémorrhagie sans insister sur la délivrance artificielle. En recherchant dans ce cas la cause de la délivrance difficile, on trouvera le plus ordinairement, qu'il s'agit d'une maladie de la matrice, qui, de plus, fatiguée par une fonction assidue et une tribulation continuelle pendant neuf mois, ne se laissera pas beaucoup travailler. On s'abstiendra donc de ces exercices athlétiques contre l'organisme, dont les accoucheurs aiment tant à se prévaloir, et on s'empressera de remédier au symptôme le plus grave et le plus imminent, à l'hémorrhagie, par les moyens les plus sûrs, les moins rudes et les moins hasardeux, et de s'associer modestement à l'organisme pour la médication ultérieure.

Les femmes censées avoir succombé à la délivrance difficile, meurent le plus souvent d'inflammation de la matrice ou de ses suites, plusieurs jours après l'accouchement et non d'hémorrhagie.

Ce sont les manipulations inconvenantes et irréfléchies qui changent souvent la délivrance physiologique en cas pathologique dérivant de violences locales, et celui-ci en maladie désespérée. L'irritation mécanique de la portion vaginale de la matrice est très souvent d'un effet tout-à-fait opposé à celui que l'on croit pouvoir en attendre; elle produit quelquefois un mouvement à contre sens qui relâche la région de la matrice d'où s'écoule le sang, en en contractant spasmodiquement la portion vaginale. Il ne faut donc pas se permettre une semblable irritation dans le dessein de faire naître des douleurs expulsives; mais dès qu'il est décidé que l'extraction artificielle doit être faite, il ne faut pas s'en laisser retenir par cette considération.

Si l'hémorrhagie utérine ne porte pas indication pour l'extraction artificielle hâtive de l'arrière-faix, en menaçant de devenir funeste et foudroyante avant qu'on ait eu le tems d'employer les moyens usités, on peut avoir recours à ceux-ci; tels que l'injection d'eau froide dans la veine ombilicale d'après Mojon, — les embrocations froides sur le bas-ventre — la compression du bas-ventre — des injections dans la matrice d'eau froide rendues plus efficaces par le vinaigre ou l'alcool — l'acide sulfurique, la teinture de canelle, l'eau de canelle donnés intérieurement, etc.

Dans ce cas l'hémorrhagie utérine est devenue maladie principale et est à traiter comme maladie idiopathique avec plus d'égard envers la matrice, que sous le rapport de la rétention du placenta.

Soutenir le fond de la matrice extérieurement par une main, introduire l'autre main, guidée par le cordon ombilical, dans la matrice, dans la direction de l'axe du bassin et de celui de la matrice, pour l'ordinaire fortement inclinée en avant, et par cette raison plus avantageusement placée par la position de la malade sur le côté, porter cette main entre la matrice et la surface utérine du placenta, pour pousser celui-ci devant cette main, manipulation qui doit être faite avec précaution et sans précipitation, parce qu'elle sert aussi à décoller et à faire descendre le placenta devant la paume de la main se retirant dans la direction de l'axe du bassin, aider enfin l'exclusion définitive du placenta, hors de l'orifice de la matrice et de la vulve, en tirant sur le cordon ombilical tendu par l'autre main, c'est en quoi consiste l'opération de la délivrance artificielle. A l'égard de cette dernière manœuvre, on tire sur le cordon ombilical, seulement pour mettre le placenta sur la voie pour sortir dans la direction de l'axe de la sortie du bassin, sans employer la force ; c'est à l'autre main à faire avancer le placenta.

Le décollement du placenta se fait de cette manière au moyen de simples efforts de la main de gagner le haut du placenta pour qu'elle se trouve entre lui et la matrice. Il arrive cependant aussi que le placenta est adhérent à la matrice par des fibres membraneuses et comme par des ligamens de quelques lignes de largeur. Si l'on en trouve en voulant détacher le placenta, qu'on laisse l'opération ; ces ligamens se détachent à mesure que la partie tendineuse, qui leur donne attache, s'affaisse comme macérée, tandis qu'en employant de la force, pour les séparer de la matrice, on blesse cet organe, cause inflammation et même sphacèle. Ceux qui prétendent qu'en pareil cas le placenta cédera plutôt que la matrice, ne songent pas que l'adhérence pathologique n'inspire pas cette confiance, et que la matrice sera victime de la force employée, que ce soit elle, ou le placenta, qui reste maître du champ de bataille ; qu'au reste les placentas retirées en pareil cas, offrent l'attache tendineuse qui leur est restée, ce qui prouve que la matrice a cédé et non le placenta. Il en est de même si l'on tire sur des filamens supposés encore appartenir au placenta, ou si l'on arrache le placenta par le bout détaché, quand par l'autre bout il est encore adhérent à la matrice par des fibres plus fortes qu'à l'ordinaire, adhérence pathologique résultant de compression forte et continue pendant la grossesse. On fait bien en pareil cas de ne pas retirer de suite la main sans avoir consommé l'opération, car il arrive pour l'ordinaire, que la résistance cesse vîte et comme inopinément, par suite de l'état de restitution qui survient.

Si de semblables accidens portent contre-indication pour l'extraction artificielle du placenta, ou exigent désistement de l'opération déjà com-

mencée , il faut bien plus de réflexion et de circonspection pour l'entreprendre , que l'on n'y en
met ordinairement. Il vaudrait mieux en pareil cas
ne pas avoir entrepris l'opération ; cependant
comme on peut faire des tentatives soit pour faire
l'opération , soit pour s'assurer qu'elle est impraticable , il faut que l'accoucheur s'en réfère
à cet égard à la conscience de son savoir faire
et de son coup-d'œil médical.

En cas de forte hémorrhagie , la ligature des
membres est souvent d'un effet salutaire ; elle
renvoie dans les organes éloignées la circulation
et en y consignant ce qui en reste , elle empêche
les vaisseaux capillaires de la matrice de se remplir de nouveau de sang pour le laisser écouler.
Cette même ligature des membres peut aussi être
considérée comme l'effet du tourniquet, qui engage ou force la circulation artérielle à détourner le sang dans des parties ou régions qui présentent moins d'obstacle au découlement. On me
dira , le tourniquet appliqué p. e. aux artères
iliaques augmentera la force de l'aorte vers les
artères de la matrice ; mais c'est encore à savoir ,
car il ne s'agit pas ici d'hydraulique , il s'agit de
l'orgasme circulatoire.

Mais c'est surtout le tampon qui est le plus
puissant moyen d'arrêter l'hémorrhagie utérine,
tant avant qu'après la délivrance , en comprimant

les orifices des vaisseaux et la substance de la matrice qu'ils traversent, au point de ne plus laisser passer instantanément le sang, et en mettant par là l'organisme en état de reprendre haleine, de rallier ses forces et ses moyens pour déterminer le retour de la circulation et le rétablissement de la malade.

Cette même médication, ainsi que celle indiquée ci-dessus, est souvent encore nécessaire, avec les modifications convenables, après la sortie de l'arrière-faix, pour prévenir une nouvelle perte, ou pour l'arrêter, si elle continue.

Les tampons sont des pelotes de chanvre ou de charpie de deux à trois pouces de diamètre, trempées dans de l'eau froide rendue styptique avec du vinaigre, ou de l'alcool, et introduites successivement dans la matrice, jusqu'à ce qu'elle en soit toute remplie et gorgée. On en remplit aussi le vagin pour que la matrice soutenue d'en bas, ne laisse pas sortir les tampons introduits; on applique même une pression d'en dehors, au moyen d'un appareil, jusqu'à ce que de fortes douleurs avertissent que la matrice s'applique à expulser son contenu. On attache à chaque tampon un fil au moyen duquel on puisse le retirer, mais cette précaution n'est pas de rigueur, et en cas d'urgence, on s'en passe.

Mais il faut toujours avoir la précaution de

soutenir ou contenir la matrice extérieurement en plaçant les tampons, et de tamponner même le vagin, après avoir rempli de tampons la matrice, pour faire contre-pression ; on doit de plus appliquer après l'opération un drap de lit sur le bas-ventre ; ce drap de lit plié à la dimension d'un pied quarré à-peu-près, doit faire contre-pression par son poids.

La matrice se laisse souvent distendre par les tampons au point de leur présenter une cavité de plus de six pouces dans toutes ses dimensions ; cette cavité est rendue irrégulière par les tampons qui forment des bosses palpables à travers les tégumens du bas-ventre et la substance de la matrice, qui quelquefois n'a que trois lignes d'épaisseur d'après ma propre observation. *)

L'on conçoit que remplir seulement le vagin de tampons, lorsque l'hémorrhagie provient de l'intérieur de la matrice, serait un moyen insuffisant, surtout lorsque la matrice après la sortie de l'enfant s'est retirée au-dessus du détroit abdominal, au point de faire angle droit par

---

*) Une observation de la pratique de Lobstein constatant ce fait se trouve dans Observations d'accouchemens, insérées dans le journal de médecine (à Paris chez Migneret, rue du dragon faub. St.-Germain N.° 20) et dont l'auteur a aussi fait tirer des exemplaires, 1817 ou 1818.

son axe longitudinal avec l'axe du corps. Il en est de même si l'on tamponne le vagin, sans avoir préablement fait écouler les eaux de la matrice, comme lors de la présentation du placenta à l'orifice de la matrice ; moyen recommandé néanmoins par Wigand.

Mais tout en faisant ce que l'art, la prudence et la raison commandent de faire, d'éviter ou de prévenir, les soins sont souvent inutiles, la peine perdue et l'accoucheur a le désagrément de voir mourir sa malade, soit d'hémorrhagie, soit d'inflammation de la matrice après que l'opération en apparence a réussi. Cette tournure de la maladie peut même être prévue, si l'accoucheur est habitué de faire son pronostic et de calculer les chances d'après la diagnose et les causes de l'accident, surtout si ces dernières sont le résultat de manipulations, faites antéricurement, avant son arrivée. S'il est fondé à penser que la cause en est une affection locale de la matrice, il se gardera d'exciter encore davantage l'organe. La matrice supporte facilement de ces maladies locales, lorsqu'elle est sans fonction, ou que son activité n'est pas compromise ; mais dès qu'elle est excitée par un stimulus extraordinaire et local, son excitabilité porte de préférence sur le vice local et détermine désorganisation subite, chimisme, pourriture et sphacèle.

L'inspection cadavérique, trop négligée en pareil cas, servirait mieux les intérêts de l'art, que l'empressement de mettre en avant des fautes commises et la sollicitude de trouver des raisons pour excuser la conduite de l'accoucheur. Petite tumeur ou excroisance sarcomateuse, ovaire squirrheux, engorgement et inflammation veineuses des vaisseaux spermatiques, suppuration du rein, veine rénale variqueuse, tels sont les désordres locaux que l'ouverture de cadavres m'a fait voir à la suite d'hémorrhagies utérines funestes après l'accouchement, malgré la délivrance artificielle faite d'après les règles de l'art, et avec succès.

Il arrive même quelquefois que long-tems après des délivrances artificielles antérieures pour fortes hémorrhagies, les femmes ayant déjà dépassé de plusieurs années l'âge critique, meurent de maladies locales au bas-ventre, et qu'il résulte de l'ouverture cadavérique, que l'origine de ces mêmes maladies avait été, dans le tems, aussi la cause de leurs délivrances pathologiques.

Des lésions de la matrice, suites de l'opération et devenant funestes, ne doivent pas, non plus que les anciennes maladies de l'organe, être mises sur le compte de la délivrance; mais en pareils cas la délivrance est pour l'ordinaire facile et se fait naturellement.

La réextension de la matrice, ou l'expansion de sa substance après l'extraction artificielle du placenta et quelquefois même après la délivrance naturelle, mais toutefois après une forte perte et très-souvent après la version et l'extraction du placenta pour insertion de celui-ci sur l'orifice de la matrice, est un accident alarmant; elle est toujours suivie de très-près d'une nouvelle perte. Il paraît qu'elle est le résultat du retour subit du sang dans les vaisseaux de la substance de la matrice, dont les nerfs affaiblis ne peuvent plus présider à la contractilité. La forte compression du bas-ventre, l'introduction de la main dans la matrice pour l'exciter à se contracter sur la main, et enfin ou surtout les tampons et la ligature des membres sont les plus puissans remèdes dans ce cas.

En introduisant, en pareil cas, la main dans la matrice relâchée, on rencontre sans peine l'aorte et les iliaques à travers la matrice et le péritoine. Il est des accoucheurs qui ont observé que la compression de l'aorte, ou des artères iliaques avec la main qui se trouve dans la matrice a remédié à la perte, mais cette compression ne pourrait jamais être assez forte pour faire l'effet du tourniquet, ni être prolongée assez de tems. J'ai eu deux fois l'occasion de porter ainsi les doigts sur l'aorte, et il m'a paru que la manipulation que j'avais faite a contribué à arrêter la perte ; mais outre les autres moyens employés, ce pourrait être la compression des nerfs et des artérioles accompagnant l'aorte qui a été d'un effet salutaire ; car loin d'être parvenu à comprimer fortement l'aorte, j'ai craint de faire une lésion en insistant à comprimer assez pour faire changer le cours de la circulation, indépendamment que les forces physiques m'auraient manquées pour le faire ; il faut d'ailleurs toujours songer que la substance de la matrice se trouve entre les doigts de l'opérateur et l'aorte. Une troisième fois ayant pu sentir l'aorte à travers les tégumens du bas-ventre, j'ai fait une pression sur l'aorte avec la main, et crois encore en avoir obtenu un avantage décidé. Peut-être que le tourniquet appliqué à d'autres parties du corps dans les pertes utérines, causerait aussi révulsion, comme il vient d'être dit.

Il est enfin des cas de perte où l'hémorrhagie cesse, où la matrice revient sur elle-même, mais par une contraction tétanique dont la malade meurt. Je considère ce symptôme comme désespéré. Dans ce cas on trouve après la mort l'orifice de la matrice ouvert à y pouvoir introduire facilement deux doigts, la cavité à pouvoir contenir un poing, mais la substance de la matrice dure.

La mort par suite de perte trop considérable a été prévenue dans ces derniers tems par la transfusion du sang. La quantité de sang trans- fusé a été insignifiante en raison de celle du sang perdu, ce qui paraît prouver que ce n'est pas ce dernier qui a été remplacé par la transfusion, mais que seulement le mouvement circulatoire cessant en a été ranimé, ou qu'il a été imprimé à ce mouvement une oscillation révulsive, rani- mant la circulation dans une autre région du corps, et qui a sauvé la malade. Un pareil effet peut encore être produit par d'autres modes de médication, mais moins efficacement. Du reste ces mêmes modes de médication, comme la trans- fusion du sang, employés trop tôt, sans être suf- fisamment motivés peuvent devenir nuisibles. Enfin, à mon avis, le danger est trop imminent et trop décisif pour laisser le tems pour les pré- paratifs et l'emploi de cette transfusion.

Quand l'orifice de la matrice est bouché soit par contraction organique, soit par une portion du placenta détachée, ou encore par la tête, ou une autre partie du fœtus, le sang ne peut quel- quefois pas s'écouler en cas de perte, il séjourne dans la matrice qui en est distendue; on appelle cette variété de perte, hémorrhagie interne. Le gonflement de la matrice, la forme et la consis- tance du globe utérin, la faiblesse de la malade,

une sensation de chaleur au bas-ventre, la syncope et l'exploration servent à la reconnaître. On
essayera de remédier à la perte par l'introduction
de la main dans la matrice, par les moyens indiqués, ou en terminant l'accouchement suivant
les circonstances et les indications générales. Je
n'ai pas eu l'occasion d'observer ce cas.

A moins de perte de sang on ne doit pas, à
mon avis, opérer artificiellement la délivrance, ni
même essayer de la faire, car ce sont précisément les essais, en pareil cas, qui conduisent à
l'obstination de la part de l'organisme, comme
de la part de l'accoucheur, et à une opération
difficile et hasardeuse, ou au désappointement.

L'introduction de toute la main dans la matrice, soit pour une exploration plus exacte,
soit pour s'assurer des dispositions spéciales de
la matrice et de l'organisme, ne doit pas pour
cela être négligée, si elle est jugée nécessaire.

Il est un cas de retention du placenta qu'on
appelle placenta châtonné, ou inclus dans une
partie de la matrice qui se contracte sur le placenta, d'après les auteurs, souvent au point de ne
plus laisser d'ouverture que pour le passage du
cordon ombilical, et contre lequel on conseille
une espèce d'accouchement forcé pour passer la
main par cette ouverture et pour décoller l'arrière-faix. Au lieu d'exciter l'organisme, dans

ce cas, à une nouvelle résistance, il faut chercher à le calmer, et favoriser ou attendre la cessation de l'état spasmodique de la matrice.

Le placenta peut s'abcéder plusieurs jours seulement après l'accouchement, sans perte, ou
avec perte antérieurement arrêtée au moyen des
tampons. Dans ce cas le placenta est à considérer comme une substance inerte, mais qui ne
tombe pas d'elle-même, parce que la surface interne de la matrice ne se comporte pas, comme
elle devrait, à l'égard de sa fonction de revenir de
l'état de gestation à l'état puérpéral. C'est la matrice qui est malade. Le placenta passera souvent
en pourriture et malgré l'odeur fétide insupporta-
ble qu'il répand en ce cas, on a tort de craindre
l'absorption des matières putrides et ses suites.
La membrane qui enduit la cavité de la matrice
et le vagin est là pour excréter, non pour ab-
sorber; elle garantit la substance de la matrice
de l'action de substances étrangères et de l'absorption de celles-ci, qui n'a lieu qu'en cas de
corrosion de cette membrane, et surtout quand
la paroi de la matrice est enflammée ou blessée
par suite de manipulations pour faire l'extraction
du placenta; accident qui survient après la délivrance forcée, comme si le placenta avait été
laissé dans la matrice après l'emploi de la force
qui l'a déterminé.

A l'égard du peu de fondement de la crainte relativement à la putréfaction du placenta , du sang caillé et des tampons restés dans la matrice, je citerai le passage suivant du mémoire précité de Lobstein , p. 37 : «je ne fis l'extraction du «tampon que le quatrième jour ; mais il est im- «possible de se faire une idée de l'odeur fétide « qu'ils exhalaient. Je m'attendais bien à des ac- « cidens graves déterminés par la seule présence «du sang pourri dans la matrice, et je me disais «que , si quelque circonstance était capable de «produire une fièvre nerveuse, c'était bien la «grande prostation de forces à la suite de l'hé- «morragie, et le foyer putride que ces femmes «recélaient dans l'intérieur de leur corps. Mais «aucun accident fâcheux ne leur est arrivé ; ces «personnes ne présentèrent que les suites ordi- «naire d'une grande faiblesse , et se trouvèrent «même rétablies en assez peu de tems.»

Il est enfin un cas particulier de rétention du placenta sans le moindre écoulement de sang, et qui est très-alarmant.

Cette rétention de l'arrière-faix se rencontre, en effet très-rarement, après un accouchement qui s'était annoncé pour se terminer facilement et heureusement, mais auquel il est survenu, au moment des plus fortes douleurs pour terminer, un accident qui a subitement paralysé les forces contractives de la matrice, ou qui leur a imprimé un mouvement à contresens. L'exclusion définitive de l'enfant en est retardée, à moins qu'elle ne dépende plus que du relâchement des parties externes, et on se décide aisément de faire l'extraction de la tête avec le forceps; la période de révulsion manque; l'arrière-faix n'arrive plus, il ne s'écoule pas de sang et les tentatives pour extraire le placenta n'ont d'autre effet, que de laisser enlever les membranes recouvrant la surface fœtale du placenta avec le cordon ombilical; accident qui prouve qu'il ne reste plus de force vitale au placenta et que c'est par celle de la matrice qu'il est retenu. Le globe utérin se forme, mais il est plus gros et plus mou qu'à l'ordinaire; l'orifice de la matrice se laisse difficilement ouvrir, ou ne donne passage qu'à deux ou trois doigts, on ne trouve pas le placenta, les membranes sortent lorsqu'on en retire les doigts, si elles ne sont pas sorties auparavant. Frissons, accès irréguliers de fièvre de plus en plus fréquents, secrétion de lait irrégulière ou manquant, point de lochies, sueurs colliquatives, grande faiblesse, respiration de plus en plus gênée et mort sans altération des facultés intellectuelles, sans tuméfaction considérable du bas-ventre et sans douleurs, telle est la suite de cette rétention du placenta.

Une femme de 32 ans, à son septième accouchement, s'était efforcé de contenir les dernières douleurs devant expulser l'enfant, jusqu'à ce qu'une personne présente à l'accouchement eût été éloignée. Dès la sortie de cette personne hors de la chambre, l'enfant arriva, et l'accouchée de s'applaudir de son tour de force et de sa finesse, dont cependant la sage-femme a revendiqué sa part. Mais plus la moindre douleur ni écoulement ; la sage-femme essayant, trois quart d'heures après, de faire l'extraction du placenta, ne retira que le cordon ombilical avec toutes les membranes, que l'on pouvait encore faire représenter le sac qui avait renfermé l'enfant. Le placenta ne pouvait plus être trouvé ni retiré et la malade mourut le neuvième jour de la fièvre puerpérale d'accès à frissons, soignée pendant sa maladie de deux accoucheurs, de trois médecins et d'un docteur en chirurgie.

En cas de fausses-couches la rétention absolue du placenta est moins rare ; nous en trouvons des exemples cités par les auteurs. J'ai observé un de ces cas où onze mois après la fausse-couche de jumeaux à terme de cinq mois, la même femme est accouchée d'un enfant à terme et bien-portant ; j'avais scrupuleusement surveillé et observé la malade pendant sept semaines du jour de la fausse-couche, et suis bien sûr qu'il n'en est parti que les membranes et les cordons ombilicaux le 4.ᵉ jour, avec un écoulement de sang momentané et très-peu copieux.

Pour prouver que *l'extraction artificielle du placenta* doit être préférée à l'expectation, *dans tous les cas et sans choix de moyen*, on allègue le recensement statistique officiel fait dans le royaume de Würtemberg, qui doit trancher la question; une année a donné:

56,419 accouchées, dont
55,819 délivrées physiologiquement, et
   600 à délivrance jugée difficile ou pathologique.

Ces dernières 600 à délivrance difficile ont donné:
   568 opérées dont 62 mortes; et
    32 *non opérées* avec 29 mortes, et *seulement* 3 *convalescentes*.

Ce résultat sert à M. Blumhardt[*]) et à quelques auteurs modernes qui l'ont cité, pour étayer l'opinion *de la nécessité de la prompte délivrance artificielle*, dans tout cas quelconque. Mais d'après le livre de M. Blumhardt, la délivrance de 2 de ces trois convalescentes alléguées n'a été abandonnée à la nature, que parce que *les tentatives* pour la délivrance artificielle n'avaient pas réussi, c'est-à-dire que les deux cas ont

---

[*]) Blumhardt, über das baldige künstliche Entfernen der Nachgeburt, etc. Stuttgart 1830.

été abandonnés *à la commisération de la nature, sur désappointement.* Il en est probablement de même du troisième de ces cas, bien qu'il n'en soit plus question dans le livre.

On nous laisse de plus dans l'ignorance sur les détails des autres 29 cas, qui doivent servir de pièce de conviction, si c'est aussi *sur désappointement* que ces cas ont été abandonnés à la nature, comme les cas à succès, ou si, tout bonnement, on les a abandonnés sans essais préalables, ce que je ne crois cependant pas, à cause de la prévention des expérimentateurs.

Si donc tous ou la plupart de ces 32 cas des non-opérées dont 29 sont mortes, avaient été *abandonnés à la nature après tentatives inutiles* de faire l'extraction artificielle de l'arrière-faix, il faudrait en conclure que ces tentatives doivent toujours être faites avec réserve, et qu'il vaut mieux *n'en rien faire* que de travailler au hasard; car il serait fortement à supposer que la plupart des autres 62 mortes ont aussi succombé aux tentatives.

Deux cas de maladie en couche sont mis sur le compte du placenta retenu, sans égard aux *tentatives* de délivrance artificielle que l'on *avoue* avoir été faites sans succès; et toute maladie de couches avec rétention du placenta est attribuée à cette dernière cause.

Enfin tout cas de non-exclusion de l'arrière-faix, à tentatives sans succès, est censé, placenta abandonnée à la nature.

Du reste la lecture de l'écrit de M. Blumhardt m'a confirmé dans l'opinion, que l'extraction artificielle de l'arrière-faix est une opération dangereuse en raison de l'obstination que l'opérateur y met, et du tems qui s'est passé depuis la naissance du fœtus.

Il est encore à observer que le susdit recensement n'a pas été ordonné et fait pour servir de base à un prononcé de l'autorité médicale, et que seulement M. Blumhardt s'en sert pour étayer son opinion particulière.

L'autorité médicale supérieure du Würtemberg peut avoir eu raison de donner pour précepte aux sages-femmes et aux chirurgiens des campagnes de ne pas se laisser aller aux instigations d'une certaine classe de médecins, d'abandonner l'exclusion de l'arrière-faix à la nature, *dans tout cas quelconque;* mais elle n'a certainement pas entendu astreindre les accoucheurs délégués par elle, à une règle générale, ni en contraindre le jugement médical propre. C'est en généralisant trop, que l'on fait tort à l'art; on provoque opposition et plaidoirie oiseuse.

D'après la préface du livre de M. Blumhardt, 2000 délivrances n'ont exigé que 4 opérations de délivrances artificielles à la clinique de Tubingue; est-ce que cela ne prouve pas que la surveillance et la prévision pouvaient éviter à un haut degré la délivrance artificielle ou morbide, tandis que les tribulations et les mesures tatonneuses et incertaines, y donnent lieu? C'est sur quoi j'insiste *de ne venir au secours de l'organisme que quand celui-ci y engage.* L'hémorrhagie est le premier signal d'alarme, il est néanmoins encore permis de voir de quoi il s'agit avant d'aider.

Toutefois c'est à tort que l'on cite l'écrit de M. Blumhardt, en faveur de la doctrine de l'extraction artificielle à préférer; car il prouve le contraire, c'est-à-dire que cette opération est toujours hasardeuse.

Les auteurs français qui ont cité ce livre, ne l'avaient pas lu, ou ils ne l'ont pas compris.

Le résultat de mon expérience est:

1. A moins d'hémorrhagie utérine avant l'exclusion du fœtus, on ne doit faire d'essais ni pour faire arriver l'arrière-faix, ni pour la délivrance artificielle, tant que la période de révulsion ou de restitution n'est pas passée.

2. L'écoulement de sang et à plus forte raison l'hémorrhagie utérine autorisent à la délivrance artificielle.

3. A moins d'écoulement de sang préalable, on ne doit entreprendre la délivrance artificielle dans aucun cas.

4. Il ne faut pas laisser passer plus de trois heures après l'exclusion de l'enfant, sans essayer de délivrer l'accouchée, si quelque signe, qui prouve qu'il y a déjà commencement de décollement du placenta, y autorise.

5. Les obstacles que l'on rencontre lors de l'extraction artificielle de l'arrière-faix portent contre-indication et entraînent désistement de l'opération, dès que l'opérateur trouve, que la continuation causera une maladie plus dangereuse que la perte ou la rétention du placenta.

6. Au cas d'hémorrhagie sans pouvoir faire l'extraction artificielle du placenta ou sans trouver bon de la faire, il ne faut pas négliger les autres moyens indiqués contre l'hémorrhagie, et si dans la suite les circonstances changées permettent ou indiquent l'extraction artificielle, il faut agir d'après la nouvelle indication; mais dans ce cas il faut se ressouvenir que plus il s'est passé de tems depuis l'accouchement, moins l'opération est praticable et que par contre, plus il y a à espérer de la délivrance par les efforts de l'organisme légèrement aidés et des topiques contre l'hémorrhagie.

7. Il meurt autant d'accouchées à délivrance pathologique qu'on aura laissé sans les opérer, ni y toucher, qu'après la délivrance artificielle;

quand la cause de la maladie est la même : *maladie locale de la matrice.*

8. Il meurt souvent des accouchées pour n'avoir pas pu être convenablement ou assez efficacement traitées de l'hémorrhagie utérine ; mais il en meurt autant par suite de trop de force employée pour la délivrance artificielle. — Il en meurt du concours des deux causes.

9. La solution de la question doit donc être abandonnée au jugement du médecin, pour chaque cas particulier de délivrance pathologique.

10. Ma pratique particulière m'ayant donné le même résultat sur la fréquence de cas de délivrance pathologique, comme celle de la clinique de Tubingue ; j'en conclus que l'hygiène et la surveillance entendues préviennent ces cas.

---

19. *De la version.*

L'opération d'accouchement de tourner le fœtus dans la matrice pour placer l'une des extrémités de son axe sur le détroit abdominal du bassin, est ce qu'on appelle la version. On la fait sur la tête, ou sur les pieds ou le pelvis.

Version sur la tête.

Les anciens médecins enseignent de pratiquer la version de l'enfant sur la tête, mais il ne paraît pas qu'ils soient allé chercher la tête fort haut ; l'opération a sans doute consisté en un redressement de la tête, à l'excitation de douleurs pour la faire avancer, ou à opérer, au cas où la tête était fort éloignée de l'orifice de la matrice, ce que nous appelons de nos jours l'évolution spontanée, mais à l'aide de percussions ou mouvemens violens.

Des cas d'évolution ou de version spontanée sur la tête observés dans les derniers tems ont conduits au retour à la version sur la tête ; j'avais observé un de ces cas de version spontanée par moi-même, dont j'ai fait mention dans les Archives de l'art des accouchemens, 1801. vol. 2. p. 19. Mme La Chapelle a pensé dans le tems que j'ai mal observé.

Guillemeau, Mauriceau, Deventer, Delamotte et autres ont trouvé bon d'abandonner cette pratique, Flamant et Osiander l'ont recommandée de nouveau ; il en est parlé maintenant dans tout livre élémentaire. Je pense que dans la circonstance on peut la faire, ou du moins essayer de la faire sans cependant trop s'avancer, ni se compromettre à ne plus pouvoir se tirer d'embarras en cas de non-réussite.

Version sur les pieds.

Porter la main dans la matrice, y rechercher et saisir les pieds, les jambes, les genoux ou les fesses , les tirer hors de l'orifice , ou seulement dans l'orifice de la matrice , dans le vagin , et faire par cela coïncider l'axe longitudinal de l'enfant , avec l'axe du bassin , l'extrémité pelvienne en avant , pour faire arriver l'enfant par cette extrémité , c'est faire la version sur les pieds , lesquels sont toujours , dans ce cas , à considérer comme arrivant les premiers.

Cette pratique , pour n'avoir pas toujours été faite avec le ménagement et le jugement médical nécessaires , tant relativement à l'indication et l'exécution , que relativement aux exigences et aux conditions qu'y met l'organisation , est encore souvent considérée comme une opération difficile et chanceuse.

Avant de procéder à l'opération de rechercher les pieds , l'accoucheur doit être rassuré sur la probabilité du succès. Au cas du pronostic que l'opération sera difficile ou hasardeuse il doit savoir juger , si l'opération est rigoureusement indiquée , ou si l'impossibilité péremptoire de la réussite , ou encore le ménagement de rigueur pour la mère , à la suite de la mort de l'enfant , ne porte pas contre-indication.

Pour préciser dans ce cas l'indication ou la contre-indication , il faudra faire l'exploration avec la main entière , la plus exacte et la plus minutieuse. Et si le moment se trouvait favorable, ou qu'il fût indispensable d'opérer aussitôt, l'accoucheur ne devra plus retirer la main, et l'exploration deviendra, en même tems, le premier tems de l'opération. Il devra donc avoir préalablement donné à la patiente la position convenable, et autant que possible ne point procéder à l'exploration avec la main entière, tant que le toucher avec le doigt lui indiquera qu'il n'est pas encore tems de faire la version.

S'il y a indication, l'évacuation du rectum et de la vessie urinaire doivent être faites auparavant ; la rupture des membranes, si l'écoulement des eaux n'a pas encore eu lieu, doit être faite suivant le jugement de l'accoucheur, avant, pendant, ou après l'introduction de la main, mais non avant qu'il soit décidé de procéder de suite à la version. Il faut consulter à cet égard les dispositions de l'orifice de la matrice relativement à sa souplesse, ou à la difficulté avec laquélle il se laissera dilater.

La main que l'on prévoit arriver le plus directement et le plus facilement sur le ventre du fœtus ou plutôt sur la région du pli de l'une des aînes, doit être employée de préférence ; c'est donc le résultat de l'exploration interne et externe, qui doit guider l'accoucheur à cet égard. Il verra d'ailleurs en dépassant l'orifice de la matrice, si, pour arriver plus facilement aux pieds, il doit suivre avec le dos de la main, la paroi antérieure, ou la postérieure de la matrice; et si pour amener l'extrémité pelvienne, il lui fera faire la même route, ou si la position spéciale du fœtus et la courbure naturelle de son axe longitudinal sont plus favorables à la culbute du fœtus en sens opposé. Mais il est plus avantageux et plus conforme à la marche de l'organisation d'amener les pieds par la moitié postérieure du bassin, le long du sacrum, que par la moitié antérieure; la culbute du fœtus s'opère avec moins de difficulté et de résistance. Toutes ces manœuvres doivent se faire avec prudence, ménagement, calme et confiance dans soi-même.

Comme on sera obligé de travailler au-dessus du détroit abdominal, la position de la mère sur le côté gauche est la plus propre pour le plus grand nombre des cas de version par les pieds. Le fond de la matrice est, dans cette position, soutenu par le lit; mais il faut néanmoins, surtout dans la position sur le dos le soutenir avec la main, qui reste en dehors, pour l'avoir longitudinalement entre les deux mains. Dans les cas de position fortement transversale de l'enfant, si le ventre du fœtus est tourné vers le côté droit de la mère, il faut faire coucher celle-ci sur le côté droit, pour pouvoir travailler plus facilement avec la main gauche, mais la replacer sur le dos, quand les pieds seront amenés dans l'orifice de la matrice.

La position de la femme sur les genoux et les coudes, est pénible pour elle, incongrue et n'est jamais nécessaire.

Quand la main, ayant dépassé l'orifice de la matrice, se trouve dans celle-ci en contact avec l'enfant, il ne faut pas se hâter de saisir les jambes, pour les amener au plus vîte, quand même elles se trouveraient à proximité de l'orifice; il faut d'abord s'orienter, se rendre maître du terrain, pour pouvoir saisir les deux jambes en même tems, ou pour savoir au moins où trouver l'autre, si l'on se voit obligé de n'en faire descendre qu'une; ce que l'on fait, soit en laissant la main dans la matrice pour faire suivre la seconde jambe, soit en tirant sur la première seule et revenant sur l'autre après avoir amené la première dans le vagin. Cette traction doit se faire d'après la direction de l'axe du détroit abdominal, seulement tant que le pied ou la jambe n'aura pas dépassé ce détroit; et en même tems il faut avoir soin de placer l'extrémité pelvienne de l'axe longitudinal de l'enfant dans la ligne centrale du bassin; car en tirant sur une jambe ou sur une cuisse seule, on donnerait à cet axe de l'enfant une direction transversale ou causerait luxation de l'articulation cotyloïdienne.

S'il survient une douleur, la main ne doit pas s'y opposer ; elle doit rester tranquille et passive, jusqu'à ce que la douleur soit passée. Même si la douleur tendait à expulser la main, il ne faut pas coopérer à cette expulsion en retirant la main, pas même si l'on avait saisi le pied, ou les deux pieds ; il faut au contraire attendre que la douleur soit passée, ou du moins faire et laisser avancer ces parties sans faire avancer la main en même tems, pour prévenir que celle-ci ne se forme en poing en repassant l'orifice de la matrice.

Si l'on trouve trop difficile d'amener la seconde jambe, il faut y renoncer, et laisser arriver l'enfant avec une jambe en avant et l'autre repliée sur le ventre ; car les manipulations forcées dans ce cas sont très-préjudiciables à l'enfant et douloureuses pour la mère. L'accouchement se termine, comme celui où l'enfant vient par les fesses, où une tubérosité de l'ischion est toujours plus avancée que l'autre. Les efforts pour redresser cette prétendue irrégularité ne font que nuire.

Pour faire descendre les pieds et les jambes dans le vagin, ou pour les y amener, il faut les faire passer le long de la paume de la main, avant de retirer la main même. On cherchera en même tems à placer l'extrémité coccygienne de l'axe longitudinal de l'enfant pour ne point laisser à cet axe une direction oblique ou transversale, et à repousser la partie de l'enfant qui pourrait s'opposer à sa culbute entière.

Étant parvenu ainsi à permettre à l'enfant d'arriver par les pieds, on est libre d'abandonner la terminaison de l'accouchement à la nature, d'aider, de favoriser et de surveiller l'exclusion de l'enfant, par des moyens hygiéniques, ou d'en faire l'extraction artificielle, s'il y a indication. On peut et doit le plus souvent abandonner la terminaison de cette dernière période à la nature, à moins de contre-indication; mais il faut toujours surveiller cette opération organique, et surtout ne point en abanbonner la conduite à la sage-femme à cause des ménagemens qu'il faut avoir lors de la sortie de la tête pour les vertèbres cervicales, l'articulation de la machoire inférieure et la poitrine de l'enfant, ou plutôt pour ne pas exposer la sage-femme à commettre quelque faute préjudiciable à la vie de l'enfant, en voulant faire preuve d'adresse et d'officiosité particulière.

L'extraction artificielle et forcée de l'enfant peut être excusée et paraître indiquée, dans les cas où l'enfant est censé mort, ou mourir par la longueur du travail, si, en même tems, l'état de la mère semble exiger la prompte délivrance; mais outre que la force employée pour extraire l'enfant est toujours préjudiciable à celui-ci , elle n'abrège pas toujours le travail et est plus pénible et plus fatigante pour la mère , comme pour l'accoucheur , de sorte qu'en cas de mort certaine du fœtus et de doute que la mère ne puisse pas supporter les violences de l'extraction forcée , la diminution du volume de l'enfant , et son dépècement , sauvent communément la vie de la mère , si elle ne peut être conservée par quelque moyen moins répugnant.

La surveillance hygiénique indiquée pour tout accouchement est donc indispensable pour les espèces d'accouchement indirectement physiologiques comme pour les pathologiques ; et j'établis à cette fin les règles suivantes pour la conduite de l'accoucheur quand les pieds , ou un pied seulement , de même que les genoux ou les fesses sont amenés hors de l'orifice de la matrice.

1. S'assurer de la position spéciale du fœtus par rapport à sa forme ovoïde et à la pose de ses extrémités , pour bien comprendre le sens dans lequel il faut manœuvrer.

2. Attendre pour laisser reposer la matrice , quand les progrès qu'on aura fait faire au fœtus , relativement aux périodes de la parturition , cessent d'être d'accord avec le travail physiologique de la matrice.

3. Ne point diriger et encore moins attirer ,

d'après la direction de l'axe de l'entrée du bassin, vers le sacrum, les pieds, les jambes, les cuisses ou les fesses, lorsqu'ils auront déjà dépassé cette entrée, ou qu'ils se trouvent déjà dedans, comme il a été enseigné jusqu'ici de faire. Mais soulever ces parties et les presser légèrement vers le pubis, pour permettre à la matrice de faire avancer de préférence la région du fœtus appuyée contre le sacrum, comme elle a coutume de faire par la mécanique de l'organisation mise en jeu par la nature.

4. Ne point tirer sur l'enfant, ni faire de mouvement pour exciter ou favoriser son exclusion, lorsque l'orifice de la matrice est contracté et qu'il serre la partie de l'enfant qui s'y trouve, pour ne pas faire descendre le col de la matrice avec cette partie, mais se comporter de manière, que ce soit toujours la matrice qui se retire, quand l'enfant avance. L'état de stupeur, de paralysie, ou de spasme tétanique, que peut causer une force inconsidérément exercée sur le col de la matrice en état de contraction, surtout quand celle-ci est spasmodique et que le corps et le fond de la matrice contribuent à entretenir le spasme, empêchera la portion vaginale de la matrice de prendre part à l'expulsion définitive du fœtus, ce qui ralentira l'accouchement au préjudice de l'enfant à une époque, où il devrait promptement se terminer.

5. Laisser reposer la matrice quand les pieds ou les jambes sont amenées dans son orifice et l'axe longitudinal de l'enfant bien placé, pour que la matrice puisse se préparer à l'expulsion du pelvis du fœtus hors de l'orifice. L'organisation semble elle-même indiquer la nécessité d'une pause dans cette période de l'accouchement ; l'enfant ne souffre pas encore de ce retard.

6. S'abstenir de tirer sur l'enfant au moment où son bassin franchit l'orifice de la matrice, pour ne point contrarier le mouvement forant ou tournant, que lui imprime la contraction de la matrice.

7. Ne point s'en inquiéter, si les doigts des pieds, ou le ventre de l'enfant est tourné vers le pubis, et n'en rien faire pour changer cette position, qui est absolument celle que veut l'organisation, prévenant toujours par ses mouvemens forans, ce que l'ancienne école a cru devoir opérer par une force mécanique tout en contrariant l'organisation, au point de créer le mal que l'on voulait éviter ou circonvenir. Même lors de l'accouchement forcé, si une indication y avait autorisé, on ne doit pas chercher à tourner le ventre de l'enfant vers le sacrum de la mère ; le menton ne s'accroche dans aucun cas au bord supérieur du pubis, à moins de maladresse et de violences inconsidérées de l'accoucheur ou de

tractions inconvenantes sur le tronc, suivant la direction de l'axe du détroit abdominal quand les épaules ont déjà dépassé ce détroit; et en supposant que le menton s'y fût accroché, en relevant l'enfant et le repliant sur le ventre de la mère, ou la douleur fait descendre le vertex dans le bassin, ou on l'en fait arriver au moyen du forceps appliqué d'en dessous de l'enfant.

8. Ne pas tirer sur la partie de l'enfant sortie hors de la vulve, pas même pendant la douleur, pour ne point s'exposer à maltraiter les articulations, surtout celles de la colonne vertébrale et du cou; mais soutenir la partie sortie de l'enfant en la pressant légèrement contre le pubis.

9. Ménager les parties sexuelles du fœtus, spécialement celles du sexe masculin.

10. Ne point tirer sur le cordon ombilical, à moins que sa tension ne menace d'entraîner le nombril, et prévenir qu'il n'en descende une trop grande portion. Ainsi n'en point sortir une anse hors de l'orifice de la matrice, à moins de trop forte tension.

11. Retenir le cordon ombilical dans la matrice et dans le vagin le plus long-tems possible et le préserver du refroidissement et d'une compression trop prolongée.

12. Tenir chaudement les parties du fœtus qui se trouvent hors de la vulve, au moyen d'un

lange mou et chaud, et même couvrir la vulve d'un pareil lange, pour prévenir l'action de l'air atmosphérique sur le cordon ombilical, et sur l'enfant avant qu'il ait respiré.

13. Ménager la colonne vertébrale et la poitrine de l'enfant, renverser cette colonne et plus tard le cervix, vers le pubis et le montvénus, sans cependant employer de force. L'organisation indique cette mesure, lorsqu'elle termine l'accouchement par les pieds sans assistance.

14. Ne point hâter ni presser la sortie de la poitrine, hors de l'orifice de la matrice, pour laisser le tems aux coudes et aux bras de descendre aux côtés de la poitrine, et à la tête de prendre la bonne position ou direction pour passer dans la cavité du bassin, le menton en avant, et sans trop s'éloigner de la poitrine avant qu'il soit descendu dans l'excavation du bassin.

15. Ne pas se hâter de dégager les bras; la tête doit être poussée et engagée par les douleurs dans l'entrée du bassin, en même tems que les coudes, ce qui facilite la sortie de ceux-ci, quand la tête déjà parvenue dans l'excavation du bassin, n'attend plus que le développement des bras pour se placer convenablement et franchir le détroit périnéal. De plus, cette conduite empêchera la respiration prématurée de l'enfant.

16. Au cas où l'un, ou les deux bras fussent

étendus en haut aux côtés de la tête, (ce qui n'a lieu que par suite de fausses manœuvres ou lorsque une main se fût présentée et eût été refoulée,) ne point procéder aussitôt au dégagement des bras; mais voir ce que fera l'organisme à cet égard, et attendre au moins que les douleurs aient engagé les épaules dans le détroit abdominal du bassin. On facilite ainsi la descente de la tête, et quelquefois la tête descend en même tems et arrive les bras à ses côtés, de sorte que l'accoucheur peut se borner à des mesures hygiéniques pour ménager les parties molles.

17. Ne point tirer sur le tronc, quand l'enfant est né jusqu'à la tête; surtout si un ou les deux bras étaient déjà dégagés; et encore moins tirer sur les vertèbres du cou; ne point laisser pendre le tronc en bas; il faut soulever le tronc, le dos presque renversé sur le pubis, sans cependant employer de la force. Si le ventre de l'enfant se trouvait tourné vers le pubis, il faudrait attendre, soit que l'organisme tourne la face vers le sacrum, soit qu'il fasse descendre le vertex appuyé contre la saillie du sacrum, dans la cavité du bassin, d'où il pourra facilement être amené par le forceps, ou expulsé par les forces de la nature.

Aider et faciliter la sortie de la tête par une main placée sur la machoire supérieure et l'autre sur l'occiput, comme l'enseignent les livres élémentaires c'est trop fatigant pour l'enfant et trop préjudiciable à sa vie. Le jugement médical de l'accoucheur, la force et la rapidité des douleurs antécédentes, le volume de la tête, sa position spéciale, ses rapports avec les dimensions du bassin, etc. décideront de l'indication, soit pour l'expectation soit pour le recours au forceps.

Les indications générales pour la version sur les pieds, et surtout les contre-indications pour cette pratique, qui sont en très-grand nombre, la possibilité de vaincre, d'éviter, de circonvenir, ou de rendre moins désespérantes les difficultés qui dictent ces contre-indications, sont déterminées non tant par les règles de l'art, que par le tact et le coup-d'œil médical de l'accoucheur et par la confiance dans son savoir faire, surtout dans les cas qui rendent la version par les pieds indispensable, en même tems qu'elle sera difficile et hasardée ; il en est de même relativement au moment le plus favorable à choisir pour l'opération.

Les indications pour la version sur les pieds, ou sur l'extrémité pelvienne de l'axe longitudinal de l'enfant découlent de ce qui vient d'être dit. Ces principales indications sont : Les positions transversales de l'enfant jugées incorrigibles d'une autre manière, ou n'offrant pas de chance heureuse pour tout autre mode de redressement ; ainsi que l'hémorrhagie utérine, la descente du cordon ombilical avant la tête, les convulsions de la mère, les syncopes fréquentes et fortes, si d'autres procédés n'offrent pas plus de chance pour la conservation de la mère, de l'enfant ou des deux.

***

20. *De l'accouchement par le bras.*

La présentation de l'une des extrémités thoraciques à l'orifice de la matrice, lors du commencement de l'accouchement, offre trois degrés de gravité très-différens, par la position et la manière d'être de l'axe longitudinal du fœtus. Cette direction est ou droite, ou transversale, ou l'axe forme crochet étant recourbé à la nuque, ou à l'épaule. La première espèce peut se terminer par la tête en avant, avec le membre ; ou laissant celui-ci en arrière ; la seconde exige la version sur les pieds et la troisième est embarrassante, comme occasionnée pour l'ordinaire par des manipulations irrégulières et nuisibles, elle est à terminer par la version sur les pieds, si toutefois cela est possible, ou par des violences sur l'enfant. Au premier degré d'accouchement à extrémité thoracique, la main qui se présente peut se trouver à côté de la tête et descendre avec elle, sans que la direction de l'axe longitudinal de l'enfant soit pour rien dans la cause de l'irrégularité de l'accouchement.

Dans ce cas, l'accouchement peut se terminer naturellement, ou seulement au moyen de quelque manœuvre facile. La tête est poussée sur le détroit abdominal, soit avec ce membre, soit en le laissant en arrière, ou encore la main, ou l'avant-bras peut être refoulé et retenu derrière la tête, pour que celle-ci arrive la première et naturellement. Sur cinq accouchemens où l'enfant se présente par la main ou par le bras, trois se trouveraient être de cette nature, si on laissait agir l'organisme, sans exiger qu'il mette de la précipitation dans sa marche, et si ces cas d'accouchement n'étaient pas rendus irréguliers et compliqués par de fausses manœuvres. J'ai même lieu de croire que beaucoup d'accouchemens offrent la position de la main à côté de la tête, appliquée à la joue ou à la tempe, sans que l'on s'en doute, et que la main reste en arrière dès que la tête pèse sur le détroit abdominal. Souvent aussi quand la tête ne se place pas facilement sur ce détroit, c'est qu'elle est encore arrêtée par la main qui ne cède pas.

De toutes les positions vicieuses de l'enfant celle à présentation thoracique est la plus fréquente, tant par cette dernière considération, qu'à cause de la facilité par laquelle cette position est déterminée par certains travaux ou occupations domestiques, pour lesquelles on appuye le pubis et le bas-ventre contre un corps solide, se penche en avant pour ramasser quelque chose d'en bas devant soi et se relève pendant que ce corps dur presse le bas-ventre en haut. Cet exercice souvent répété amène la position vicieuse que j'ai rencontrée, trois fois sur quatre, chez des femmes de boulanger ou d'autres métiers, qui obligent à pareil travail.

Pour peu que l'on manie le membre thoracique qui se présente et qu'on le déplace par des tâtonnemens, il sort tout-à-fait hors de l'orifice ; le bras, l'humérus et l'épaule le suivent, l'enfant est forcé par les tractions sur le membre, à faire un mouvement en tour de broche par son axe longitudinal et il en résulte une position irrégulière des plus désavantageuses ; ce faux mouvement fait sortir l'articulation de l'humérus et même une partie du tronc. Cette position vicieuse déterminant un accouchement des plus difficiles est pour l'ordinaire causée par la fausse manœuvre de tirer sur le bras et de l'amener dans le vagin dans l'opinion que l'on amène la jambe.

On ne saurait donc assez recommander, pour ce cas, la prudence et la réserve relativement à l'exploration et au toucher, soit pour ménager les membranes, si les eaux ne sont pas encore écoulées, soit pour ne poit changer la pose spéciale du membre qui se présente et de la partie du corps de l'enfant à laquelle il se trouve appliqué.

Bien qu'il soit préférable de faire la version peu après l'écoulement des eaux, et même au moment où l'on rompt les membranes, il ne faut pas se laisser induire en erreur par l'avantage qui est présumé en résulter; car si, dans la position énoncée du fœtus, la main de l'opérateur ne passe pas lestement par l'orifice de la matrice, les efforts pour sa dilatation causent des contractions fortes, qui poussent en avant le membre qui se présente, avant que la main de l'accoucheur soit parvenue assez haut pour pouvoir empêcher cet accident, changer la position de l'enfant et opérer sa culbute.

Dans l'accouchement de cette espèce, qui porte indication pour la version sur les pieds, comme dans les autres accouchemens pathologiques, l'écoulement prématuré des eaux se fait, pour l'ordinaire, dès le commencement du travail de l'enfantement, avant que l'orifice de la matrice soit disposé à sa dilatation organique ; souvent aussi la rupture des membranes est causée maladroitement par le toucher dans le dessein de reconnaître la position spéciale du fœtus, de classer le cas d'accouchement d'après le tableau synoptique, afin de pouvoir se conformer aux préceptes donnés pour la terminaison artificielle de l'accouchement.

L'indication relativement au choix du moment favorable pour la version se tire de la facilité que l'on prévoit, que la main passera par l'orifice de la matrice et pourra y travailler. Mais pour peu qu'il y ait à craindre que l'orifice de la matrice ne résiste trop, il vaut mieux temporiser et attendre que l'organe et son orifice tumifiés et ramollis par l'affluence des humeurs et la fatigue du travail soient devenus plus traitables.

Par la temporisation l'accouchement n'est pas rendu plus difficile qu'il n'aurait été en le terminant plus tôt et promptement, comme on paraît encore le croire. Les fautes commises par une sollicitude intempestive et prématurée conduisent au désapointement, et sont plus difficiles à réparer que celles qui résultent de la temporisation, laissant encore la satisfaction de penser qu'un procédé différent n'aurait pas eu plus de succès.

Cependant si l'on trouve la version praticable et indispensable, il ne faut pas insister sur l'expectation, et il faut procéder à l'opération; toutefois il faut se garder de faire de fausse ma-

nœuvre, de déplacer la main, ou le bras désa-
vantageusement, de tirer sur ce membre dans
l'opinion que c'est un pied, etc.; car pour peu
que l'emploi de la force ait amené des accidens,
suites de déplacement de la pose des membres
de l'enfant, l'organisme refuse de se prêter à tout
arrangement; c'est ce qui arrive presque toujours
s'il a été fait des tentatives inutiles et sans succès pour amener les pieds avant l'arrivée de l'accoucheur; car alors celui-ci n'entreprendra la terminaison artificielle de l'accouchement que par
pitié pour la patiente, et non pour l'honneur de
l'art, ni pour sa satisfaction personnelle. C'est
maintenant que l'axe longitudinal du fœtus déjà
fortement oblique est recourbé par le col, à faire
crochet, et que l'enfant ne pourra naître que par
l'épaule en avant, la tête pressée contre le thorax cédant à la suite de la mort du fœtus ou à
la suite de l'ouverture de cette cavité; ou il pourra
être amené par les pieds en avant, au moyen
de la version redevenue praticable par la mort et
l'affaissement de l'enfant, ou enfin à la suite de
la séparation du tronc avec la tête. Mais la version est à préférer, si l'état de la mère en permet l'opération.

L'issue de l'accouchement par le bras ou par
la main, étant par ces raisons trop souvent malheureuse pour l'enfant et même pour la mère,

on se laisse facilement saisir d'une terreur panique, et l'on gâte tout au lieu de prévenir le mal, autant que possible par une conduite conséquente et assurée. Que y a-t-il à faire, si l'orifice de la matrice est encore peu ouvert, et annonce qu'il ne se laissera pas ouvrir de si tôt pour passer les doigts, et moins encore la main? On attendra, on se bornera à observer et épier l'organisme sur les moyens qu'il pourra employer, sur les ressources qu'il y a encore et sur les chances qu'il court. On fera cela avec d'autant plus de résignation que l'on est convaincu, que c'est le parti à prendre le plus raisonnable et le moins chanceux, et que, si le moment arrive pour prendre une résolution, on sera préparé à l'événement et pourra se dire, il a nécessairement fallu agir, comme j'ai fait. D'ailleurs l'accouchement forcé, que l'on conseille de faire en pareil cas, comme le seul et unique moyen indiqué, est ici compliqué avec mauvaise position et obstacle de la part du fœtus et par conséquent plus difficile et plus chanceux que lors d'une position moins désavantageuse.

Lorsque l'accoucheur trouve, à son arrivée, le bras hors de l'orifice de la matrice jusqu'à l'épaule, celle-ci fortement pressée contre le détroit supérieur, il cherchera à reconnaître, si la version sur les pieds, d'après les règles d'introduire la main le long de la paume de celle de l'enfant et du côté du bassin où se trouvent les fesses, est praticable ou non. Si elle l'est, il recherchera, après avoir donné à la femme la position la plus convenable, qui est celle d'être couchée sur le côté par lequel les pieds doivent être amenés, un, et s'il est possible les deux pieds, jambes ou genoux et terminera l'accouchement, ou promptement, ou en l'abandonnant à l'organisation, suivant son jugement, mais sous sa surveillance. Il mettra préalablement un lacs à la main, mais légèrement, celui-ci ne devant servir qu'à retenir la main dans le vagin et d'empêcher qu'elle ne mette obstacle à l'extraction de l'enfant en remontant derrière la tête. Une saignée faite préalablement à la mère peut contribuer au relâchement de l'orifice de la matrice.

Levret a enseigné de faire, avant de rechercher les pieds, ce qu'il appelle la préparation, c'est-à-dire de saisir l'humérus et le cervix du fœtus avec la paume de la main, les doigts appuyés sur la tête, et de refouler le tronc en haut, pour pouvoir ensuite plus facilement parvenir aux pieds avec l'autre main; mais il n'avait pas consulté l'organisme sur ce point de doctrine. Les auteurs se récrient contre cette pratique et avec raison, a mon avis; je l'ai même trouvée impossible en l'essayant plusieurs fois.

S'il y a impossibilité de parvenir aux pieds pour faire la version, il ne faut pas fatiguer inutilement la mère. Quel est la ressource à laquelle l'organisation a recours dans ce cas? elle redouble d'efforts pour expulser l'enfant. Le premier effet en est que l'enfant perd la vie par la compression de la poitrine, ce qui arrive plutôt dans cette position, que dans d'autres positions vicieuses abandonnées à la nature; l'enfant mort est peu-à-peu mortifié et cède plutôt qu'étant en vie; l'orifice de la matrice est aussi disposé à céder par la longueur du travail et par l'état de mortification qui en est la suite. Il survient un état d'affaissement, de cessation de douleurs, qui permet souvent de faire la version par les pieds avec une facilité qui étonne. Il m'est déjà arrivé, comme à d'autres accoucheurs de terminer de ces accouchemens en moins de deux minutes, après que d'autres avaient travaillé auparavant à plusieurs reprises des demi-heures entières et sans le moindre succès; mais il ne faut pas attribuer ces réussites à l'habileté de l'opérateur, c'est à l'organisation qu'elles furent dues. On fera donc bien, de ne procéder à quelqu'un de ces expédiens répugnans, qui constituent la partie honteuse de l'art, l'embryulcie, avant que les ressources de celui-ci et de l'organisation soient épuisées. A moins de manœuvres violentes faites précédemment, et qui ont blessé la matrice ou causé inflammation par mauvais traitemens, telle est toujours l'issue de cet accouchement par le bras tant redouté et jugé impossible; et si l'accoucheur est encore obligé à la fin de recourir à l'embryulcie, cette opération sera facile et moins douloureuse ni dangereuse pour la mère qu'après les fatigues d'un travail opératoire antécédent.

Si l'on se décide à cette dernière ressource, on introduit le doigt indicateur d'une main, le long de l'humérus du fœtus et cherche à parvenir jusqu'au cou, en tirant fortement sur le bras qui est sorti hors des parties; on tâche d'accrocher le cou ou le cervix avec ce doigt, on introduit des ciseaux non pointus le long du doigt, et coupe d'abord les tégumens du cou, puis les vertèbres cervicales pour séparer la tête du tronc, comme Celse en a déjà donné le précepte. Cette opération n'est pas douloureuse pour la mère, et assez facile à faire. Je l'ai faite trois fois avec des ciseaux ordinaires, ce qui prouve que le cou avait été attiré fort avant dans le bassin; une fois je me suis servi de ciseaux longs, et ai eu la satisfaction de sauver la vie à des mères de famille, dont l'une avait sept et l'autre cinq enfans en vie. Le tronc s'est laissé amener facilement en le tirant par le bras, et la tête a également suivi facilement, car il faut observer que l'accident arrive plutôt aux mères à bassin ample, à forces expulsatives fortes, suivies, et à voies excrétoires se prêtant à la descente du fœtus par suite d'accouchemens antécédens.

S'il est des accoucheurs qui blâment cette conduite, c'est qu'habitués à choisir leurs clientes et de refuser leurs secours dans les cas qui ne concernent pas leur pratique obstétricale particulière, ils n'ont pas encore assisté à des scènes de désolation, où après des manœuvres obstétricales pendant des heures, on les a cherché pour aider à ensevelir, ou pour ressusciter une agonisante.

21. *De l'accouchement avec hémorrhagie utérine pour insertion du placenta à l'orifice de la matrice.*

L'hémorrhagie utérine vers la fin de la grossesse par intervalles et d'abord modique, devient dangereuse dès le commencement du travail, lorsque c'est l'insertion du placenta sur l'orifice de la matrice qui en est la cause; ce malheureux accident coute, pour l'ordinaire la vie à l'enfant, et très-souvent à la mère, si elle n'est pas secourue à tems, et avant que la perte soit trop forte. De fréquentes défaillances, la faiblesse, l'épuisement, des syncopes alarmantes, des mouvemens convulsifs amènent la mort; et même l'hémorrhagie cessant par suite de ces accidens, la matrice passe dans un état tétanique de funeste augure.

Pour prévenir cette issue malheureuse, Guillemeau et d'après lui Louise Bourgeois ont imaginé l'opération de la version sur les pieds qu'ils ont appelée accouchement forcé. On introduit le plutôt possible la main dans la matrice, après en avoir dilaté de force, mais peu-à-peu et avec précaution et ménagement, l'orifice; on rompt les membranes, fait écouler les eaux, recherche les pieds et amène l'enfant par cette position. Ce moyen a souvent réussi, du moins pour sauver la vie à la mère; l'orifice de la matrice prête facilement, ayant déjà été ramolli par le placenta qui y est adhérent, et l'exclusion entière de l'enfant, au moyen de légères tractions entendues, n'offre pour l'ordinaire pas de difficulté. C'est même le seul moyen indiqué comme ressource si l'accoucheur arrive, quand la perte a déjà causé des syncopes désespérantes. Arriver, placer la malade aussi bien que possible à la hâte, faire la version sur les pieds a souvent été pour moi l'affaire de deux minutes, et la mère était sauvée.

Ce qui devient, pour l'ordinaire, un grand

obstacle à l'opération, c'est la difficulté de parvenir aux membranes pour les percer, sans trop décoller le placenta et augmenter par cela l'hémorrhagie, qu'en pareil cas la déplétion seule de la matrice, par l'écoulement prompt des eaux, peut rendre moins forte. On a conseillé pour ce cas de percer ou perforer le placenta pour déterminer plutôt cette déplétion; mais outre que par cette opération on décolle souvent, malgré soi, le placenta entièrement, avant d'être à même de pouvoir rompre les membranes, qui de plus, sont plus résistantes à la surface fœtale du placenta, on cause un appareil de boucherie effrayant et dégoutant au point, que quiconque en a été témoin une fois, ne s'y laissera plus prendre une seconde fois. Souvent même le remède est pire que le mal et l'arrière-faix détaché presque entièrement rend l'hémorrhagie plus forte et met obstacle au passage du fœtus; il est préférable dans ce dernier cas, d'éloigner l'arrière-faix tout-à-fait, pour pouvoir terminer l'accouchement plus facilement. Mais le meilleur moyen de parvenir, le plus tôt possible, aux membranes nues et au de là du bord du placenta, c'est d'introduire deux doigts ou même la main entière, le long de la symphyse du pubis, le dos de la main tournée vers cette partie, dans la matrice; car le placenta est toujours implanté sur l'orifice de sorte, qu'en croissant il se prolonge sur la paroi postérieure de l'organe et qu'antérieurement le bord du placenta reste moins éloigné de l'orifice de la matrice que postérieurement ; mais la femme doit être couchée sur un côté à cet effet ; car non seulement la main de l'opérateur parvient plus facilement dans cette position de la mère à l'endroit désigné, comme le plus propre à rompre les membranes, mais par suite de la position de la matrice et de son fond penché en avant, elle trouve plus tôt et plus aisément les jambes de l'enfant, pour la recherche desquelles il faut travailler dans la direction de l'axe du détroit supérieur.

Si l'on est parvenu de cette manière à *rompre les membranes*, on doit chercher à favoriser *l'écoulement des eaux*, quelquefois empêché par le bras de l'accoucheur bouchant l'orifice de la matrice et l'entrée de la vulve ; et en même tems on se décide à faire la version sur les pieds, ou à *laisser arriver l'enfant par la tête*, qui ordinairement se présente en première position. Cette dernière mesure est à préférer, si l'accoucheur est arrivé assez à tems pour ne pas laisser trop perdre de sang, et surtout si l'orifice de la matrice ne permet pas l'introduction de toute la main, sans menacer de déchirer ; car dans cette espèce d'accouchement, c'est ou la grande perte, ou la déchirure de l'orifice de la matrice qui détermine la mort.

Mais si la version paraît trop chanceuse, à cause de la trop grande résistance de l'orifice de la matrice, il faut se contenter d'avoir opéré l'écoulement des eaux, et abandonner l'accouchement à la nature, si la perte est arrêtée par ce moyen; au cas contraire il faut avoir recours au tamponnement, ou à l'accouchement forcé proprement dit.

La rupture des membranes, dès le commencement du travail de l'enfantement, et l'écoulement suffisant d'eaux, m'a plusieurs fois si bien réussi, pour sauver l'enfant et la mère, et pour changer l'accouchement pathologique en naturel, que je dois donner ce procédé comme règle générale et l'établir en principe de pratique.

On peut rompre les membranes avec une sonde, ou un levier, pour se dispenser de manipulations augmentant l'hémorrhagie.

Wigand a employé et propose le tamponnement, dès le commencement de l'accouchement, si la version sur les pieds était jugée trop chanceuse par rapport à la force à employer pour la dilatation de l'orifice de la matrice; il recommande ce procédé avec chaleur et conviction intime, même pour les cas où les membranes ne seraient pas encore rompues; mais je doute encore, que le tamponnement puisse être d'un grand effet avant l'écoulement des eaux, et j'ignore à quel point il pourrait exercer une compression sur l'orifice de la matrice, dont l'axe longitudinal est presque horizontalement placé sur le détroit abdominal du bassin et l'orifice tourné contre la dernière vertèbre lombaire ; cependant si le tamponnement a été trouvé d'un effet salutaire, appliqué sur l'orifice de la matrice encore remplie des eaux, ou avant la rupture des membranes, à plus forte raison il doit l'être sur la matrice désemplie et contractée à un certain point.

Sur 46 femmes, que j'ai accouchées au moyen de l'accouchement forcé, pour hémorrhagie utérine par insertion du placenta sur l'orifice de la matrice, j'ai perdu 11 mères, jusqu'à 1816, et n'ai eu que 1 enfant vivant. Une seule fois j'ai vu arriver l'enfant naturellement sans le secours de l'art et sans la rupture préalable des membranes et le placenta avant la tête ; mais l'enfant ne vivait plus.

Sur 18 accouchemens pareils, où j'ai assisté depuis cette époque, j'ai eu la satisfaction de voir arriver vivans 6 enfans, mais 1 seulement par l'accouchement forcé, les 5 autres sont arrivés par la tête, naturellement, par suite du procédé indiqué relativement à la rupture des membranes.

Sur ces mêmes 18 accouchemens il est mort 5 mères, dont l'une accouchée trente-six heures après la cessation totale de la perte, est morte de contraction tétanique de la matrice.

---

22. *De la procidence du cordon ombilical.*

Si le cordon ombilical sort hors de la matrice et se présente avant l'enfant, celui-ci se meurt et n'arrive pas vivant, à moins qu'il ne soit retiré au plus vite, au moyen du forceps, ou par la version sur les pieds, ou qu'on ne soit parvenu à refouler le cordon dans la matrice et à l'y retenir derrière la tête de l'enfant; et même ces procédés n'offrent pas beaucoup de chance heureuse pour l'enfant.

Comme cette dernière pratique est rarement possible, il ne faut pas perdre de tems par des tentatives avec des lacs, des baguettes etc. Si un mode de réduction offre quelque espoir, c'est celui avec la main, et dès la première tentative l'accoucheur prévoit s'il réussira ou non. Trop souvent en croyant refouler une anse du cordon, il en tombe un gros paquet.

Au moyen de la version sur les pieds, il est très-incertain que l'enfant soit retiré vivant, surtout si c'est l'accouchement forcé qui doit y conduire et que par cette raison je ne ferais, ni ne conseillerais de faire. L'application du forceps est l'opération qui offre le plus de chance dans ce cas pour l'enfant; mais si les parties n'y sont pas suffisamment préparées, ou elle est impossible au moment qu'elle pourrait être avantageuse, ou elle est trop difficile à exécuter et devient dangereuse pour la mère, sans pour cela laisser de l'espoir pour l'enfant.

Que l'accoucheur se pénètre donc du principe, que c'est le pronostic, sa justesse et son immuabilité qui constituent la science du véritable médecin, et qu'il sache dire, l'enfant étant mort, ou l'impossibilité d'amener l'enfant vivant étant démontrée, en abandonnant l'accouchement à la nature, l'enfant n'en sera ni plus ni moins mort, et pour la mère il n'y aura pas d'inconvénient; tandis que des tentatives tâtonneuses et incertaines déterminent l'accouchement difficile, de grandes souffrances pour la mère et même du danger, en ce que l'incertitude de la réussite de semblables tentatives, dispose à en faire plus, et avec plus de précipitation que ce qui serait raisonnable, et conduit par cela facilement à l'obstination et à l'emploi de la force.

Il est des cas, très-rares à la vérité, où l'accouchement de cette espèce devient facile et heureux; il m'est déjà arrivé qu'en faisant écouler les eaux dans le dessein de faire la version, une douleur première a poussé la tête dans le détroit abdominal, que la suivante l'a poussée dans la cavité du bassin et que la troisième a expulsé l'enfant vivant, sans la réduction préalable du cordon, du reste impossible par la procidence d'un gros paquet, et sans m'avoir laissé le tems d'appliquer le forceps.

En tout cas la sortie prématurée du cordon hors de la matrice est un accident malheureux, qui coûte pour l'ordinaire la vie à l'enfant, malgré les mesures pour terminer l'accouchement promptement, et même malgré la réduction du cordon derrière la tête.

D'après moi, c'est la cessation subite de la pression du milieu ambiant et de la matrice sur le cordon ombilical, qui cause révulsion à faire cesser instantanément la circulation par le cordon, et la mort du fœtus. Les accoucheurs qui ont eu occasion de juger et d'apprécier la force de cette pression, pour avoir eú la main dans la matrice au moment d'une douleur et avant l'écoulement des eaux, comprendront l'importance et la signification de cette cause. Un bain chaud, l'injection dans le bain, si l'urgence du cas le permettait, servirait peut-être à sauver l'enfant. C'est encore la cessation subite de cette pression de l'atmosphère ambiante qui est une des causes principales du commencement de la respiration.

Sur 28 de ces accouchemens, je n'ai retiré vivans que trois enfans; celui dont il vient d'être question et deux où, pour position transversale de l'enfant, j'avais fait la version sur les pieds, mais les eaux ne s'étaient pas encore écoulées au commencement de l'opération. Dans trois autres cas j'avais réussi à faire remonter et à retenir le cordon ombilical derrière la tête, mais néanmoins, les enfans sont arrivés morts. Les nœuds coulans qu'on observe quelquefois au cordon ombilical et qui ne peuvent résulter que de mouvemens forts du fœtus, avec disposition particulière du cordon par ses pulsations qui le roidissent, sont rarement assez serrés, pour causer la mort de l'enfant. J'en ai vu plusieurs exemples sans suite fâcheuse, et je ne trouve pas qu'il soit possible de se douter de la présence de pareils nœuds avant la naissance du fœtus.

---

23. *De l'accouchement avec convulsions de la mère.*

Les convulsions de la mère au commencement de l'accouchement ou dans son cours, sont un accident fort dangereux pour la mère et plus encore pour l'enfant. Pour peu qu'elles soient fortes elles tuent l'enfant, avant même que l'état de l'orifice de la matrice permette le secours de l'art. Il en est de même des convulsions du fœtus dans la matrice ; si ce dernier accident est observé l'enfant en perd aussi la vie avant de naître.

On trouve le pouls considérablement ralenti avant l'accès, ou avant son retour, et les vaisseaux encéphaliques fort engorgés après la mort.

Si ces accès de convulsions ne surviennent que quand le travail est assez avancé pour pouvoir le terminer avec le forceps, on y remédie assez facilement ; le plus souvent cependant les convulsions ne cessent que quelques heures après la délivrance, ou du moins il reste encore pendant quelque tems un état de stupeur avec forte soif. Le fœtus n'y perd pas toujours la vie. La rupture de membranes en pareil cas, si elle n'a pas encore eu lieu, ne change pour l'ordinaire en rien l'état de l'affection.

L'accouchement forcé que plusieurs auteurs croient indiqué, quand l'application du forceps est encore jugée impossible, est une opération répugnante, et révoltante pour le spectateur comme pour l'opérateur. J'y ai assisté trois fois et n'y conseillerais jamais plus, bien que sur les trois cas une mère ait été sauvée. J'ai vu une fois en revenir la mère, en abandonnant l'accouchement à la nature. Une autre fois j'ai vu une mère épileptique depuis plusieurs années, accoucher mourante, sans qu'on y touchât, d'un enfant vivant et bien-portant.

On ne peut non plus attendre de succès de l'opération césarienne, conseillée pour ce cas par quelques auteurs. Peut-être, que dans un cas désespéré, l'hystérotomie vaginale pourrait avoir du succès, en disposant la matrice à permettre l'application du forceps ou la version sur les pieds.

L'extraction de l'enfant avec le forceps est le moyen par lequel j'ai réussi à accoucher beaucoup de femmes en travail prises de convulsions et à retirer même souvent les enfans vivans. Mais la possibilité de faire usage du forceps suppose le travail assez avancé.

Contre les convulsions fortes au commencement du travail, je ferais tout ce que je croirais propre à engager le système nerveux et le circulatoire à agir réciproquement l'un sur l'autre, et à empêcher que ces deux systèmes ne travaillent isolément chacun pour soi. Je conseillerais à cet effet les lavemens à infusion de feuilles de tabac, l'injection d'eau émétisée dans une veine, la syncope artificielle causée au moyen de fumée de tabac; mais je n'ai pas de résultat par expérience de ce mode de médication. J'ai plusieurs fois vu prendre des bains tièdes, mais sans qu'ils fussent suivis de soulagement. C'est dans la syncope par la fumée de tabac insoufflée dans les narines et dans les poumons, que j'aurais le plus de confiance.

24. *Du forceps.*

Le forceps considéré, comme des mains artificielles pour saisir la tête dans le bassin, et la tirer dehors, semble au premier abord remplir toutes les conditions requises pour son usage et pour son emploi ; mais c'est précisément ce point de vue sous lequel l'instrument a été jugé dès son invention, qui n'a pas permi d'en reconnaître le véritable avantage. L'organisme pousse le fœtus par derrière pour le faire sortir hors du bassin, et la direction de la force organique à cet effet, du nombril à la saillie du sacrum, n'est pas celle, dans laquelle ces mains peuvent ni ne doivent agir. En continuant la direction de cette force, au moyen de l'instrument, comme il a été enseigné jusqu'ici, on se trouve arrêté par l'obstacle déterminé par cette saillie du sacrum même, plus ou moins difficile à surmonter ; on s'est fait illusion sur cet obstacle, en croyant qu'il s'agissait de faire descendre la région de la tête arrêtée au bord du pubis la première, et le précepte de tirer droit vers le plancher, en position de la femme sur le dos, a prévalu.

L'apparence de justesse de ce précepte a nécessairement dû être démentie par la pratique ; mais pour se rendre compte de l'insuccès de celle-ci, on a pris le change sur sa cause, et l'on a cru devoir attribuer les difficultés à un obstacle réel tenant à la structure de l'instrument, à celle du bassin ou de la tête de l'enfant, à surmonter par la force et même quelquefois par les forces réunies de deux opérateurs de bonne constitution physique. Mais cet obstacle n'est que factice, il est déterminé par la fausse direction donnée à la tête par l'instrument, qui ne lui permet pas de continuer la route tracée par l'organisation, laquelle entend faire passer la tête par le bassin au moyen de *la réfraction à la saillie du sacrum de la force* par laquelle elle la pousse contre ce point du bassin.

L'étude des dimensions du bassin et de la tête de l'enfant, dans leurs rapports réciproques, ainsi que de la meilleure forme à donner à l'instrument, dans le but d'expliquer la cause des fréquentes difficultés survenant à l'emploi du forceps, à donné un résultat favorable à la fausse théorie relativement à la direction des tractions et de la force indispensables à employer ; et l'art des accouchemens n'a plus été considéré que comme un art mécanique. Le forceps devait servir comme un instrument coërcitif sans égard aux dispositions de l'organisation, il devait servir à tirer la tête de l'enfant hors du corps de la mère, lui faire faire des mouvemens jugés nécessaires pour circonvenir des difficultés ou pour les vaincre, et même pour faire arriver l'enfant plus tôt et avant que l'organisme y eût préparé les voies excrétoires. Pour avoir, par ci par là, retiré un enfant en vie, celle de bien des mères, qui auraient pu accoucher dans la suite sans le secours de l'art, a été sacrifiée. L'orifice de la matrice était censé être obligé de céder à la volonté de l'opérateur et à la force de l'instrument, appliqué dès qu'il y avait moyen de l'introduire ; on comprima et pinça cet orifice entre les os du bassin et de la tête, et inflammation de cette partie, une longue convalescence, ou la mort de la mère fut souvent le triste résultat de l'opération. L'enfant n'en a pas été mieux traité ; compression et fissures des os du crâne, séparation du périoste de la surface interne de ces os, luxation des vertèbres cervicales, soit par la force des tractions, soit par les mouvemens rotatoires en sens contraire, que l'on voulait faire faire à la tête, en étaient la suite. Ces opérations à forceps n'étaient donc ni plus ménageantes, ni plus excusables que celle de la craniotomie ; elles étaient plus cruelles et plus meurtrières, parce que l'on se hâtait de faire l'opération par la raison même et dans la conviction que l'enfant était encore vivant.

Mais de nos jours encore les secours et les avantages du forceps ne sont pas appréciés à leur juste valeur. Les changemens et les prétendus perfectionnemens de l'instrument, relativement à sa structure et aux moyens de jonction de ses branches, dont les auteurs modernes font encore un objet principal, prouvent, que l'on a trop souvent encore recours à l'instrument, sans indication précisée, relativement au but spécial, et que l'on s'en tient à l'indication vague de terminer l'accouchement pour prévenir des accidens, avant qu'il y ait nécessité, et dont l'événement n'est pas encore à présumer. Ces mêmes changemens et améliorations de la structure de l'instrument, ainsi que les prix proposés à l'égard de l'utilité et des indications péremptoires pour le forceps, prouvent, que pour obvier à l'abus, ou plutôt aux dommages qui en résultent, les auteurs cherchent à assurer l'innocuité de l'instrument par une structure qui dispense l'opérateur d'user de précautions, de se mettre en règle avec l'organisme relativement à la spécialité du cas, et d'avoir égard aux conséquences physiologiques à espérer, ou à redouter.

Mes principes sur l'usage du forceps ne sont plus ceux des accoucheurs mécaniciens. Nous sommes maintenant persuadés qu'une tête trop grosse, relativement aux dimensions du bassin comme canal excrétoire, ne peut être forcée à travers de celui-ci, sans danger pour la mère et pour l'enfant; et nous savons juger cette disproportion et l'apprécier sans compas ni mesure, en nous gardant surtout de mettre la résistance des parties molles sur le compte d'une prétendue disproportion de la tête au bassin. Nous savons que les contorsions de la tête, au moyen desquelles un de ses diamètres doit être déplacé et forcé dans un diamètre donné du bassin, ne doivent être opérées avec l'instrument que dans des cas extraordinaires, lorsque l'organisation les détermine ; et que ces mouvemens rotatoires organiques n'ont. lieu, que lorsque en même tems la tête avance et que sa région appuyée contre le sacrum est poussée en avant et en bas vers le centre du bassin et qu'en tout cas ces contorsions de la tête par ses articulations avec le tronc ne peuvent être considérables ni prononcées, comme on le croirait ; que par conséquent la nature ne se conforme point à la volonté de l'accoucheur, et que celui-ci ne peut que l'aider en opérant dans le sens qu'elle lui indique. Il faut à cette fin épier et connaître cette volonté, pour y concourir suivant l'opportunité, et non vouloir y contraindre par anticipation au moyen de forces mécaniques importunes. La force mécanique qu'emploie l'accoucheur doit être un renforcement ou supplément de celle qu'emploie la nature et non une violence contre celle-ci.

Revenu des principes des mécaniciens, par la

voie de l'expérience, j'ai établi pour ma pratique
les principes suivans : 1) ne point placer autrement le forceps, que sa nouvelle courbure regardant la moitié antérieure ou pubienne du bassin ;
2) ne point chercher à faire avancer la région
de la tête appuyée contre le pubis, avant que
celle retenue par la saillie du sacrum en soit descendue ; 3) ne pas employer l'instrument avant
que l'orifice de la matrice soit suffisamment ouvert, et qu'il prête facilement ; 4) ne point appliquer le forceps quand la tête se trouve encore mobile au-dessus, ou sur le détroit supérieur
du bassin ; circonstance qui indique, que la matrice n'est pas en pleine fonction excrétoire, et
qu'elle n'est pas encore déterminée à seconder
l'opérateur, qu'elle est plutôt disposée à s'opposer
à l'extradition de l'enfant ; 5) tirer sur la tête
pour l'amener dans la position, où elle se trouve
sans préalablement la faire changer de position
autrement qu'en en amenant la région appuyée
contre la saillie du sacrum vers le centre de la
cavité du bassin ; 6) ne point faire de tractions
fortes et violentes, surtout si l'orifice de la matrice se trouve comprimé entre la tête et le
bassin ; 7) attendre que les douleurs surviennent
pour aider et renforcer les tractions, en poussant
sur le fœtus par derrière ; 8) faire faire à la tête
et aux cuillers de l'instrument qui la tiennent,

la route prescrite par la ligne courbe désignant l'axe du bassin ; 9) faire les tractions ou efforts par intervalles, imitant, autant que possible, les efforts des douleurs, en commençant ces tractions dès le commencement d'une douleur et en les discontinuant un peu avant sa cessation; 10) modifier la force des tractions, ainsi que leur durée, d'après les dispositions générales de l'organisme, et ne point s'empresser de hâter sa marche physiologique, ni de la forcer par des moyens coërcitifs brusques, tant que ceux de l'organisme n'en exigent ni ne paraissent s'en accommoder ; 11) ne point laisser se retirer la tête brusquement, au moment où la douleur cesse; 12) replacer et redresser l'instrument, s'il se trouve dérangé ou s'il fatigue trop quelque partie molle de la mère; 13) prendre en considération que l'accouchement à forceps, comme tout autre à terminer par les secours de l'art, exige que l'état puerpéral des voies pour l'excrétion soit assez déterminé; que l'organisation y met tout le tems de la gestation, la dernière période de la grossesse et la longueur du travail de l'enfantement; que par conséquent il ne faut pas mettre trop de précipitation dans l'opération.

S'il est permis d'admettre l'innocuité du forceps dans toute main habituée à le manier et éclairée par les lumières que fournit la connaissance intime de l'anatomie et de la physiologie des parties sur lesquelles il agit, nous pouvons en étendre l'indication, sur tout cas pour lequel il peut résulter du bien, et la contre-indication, sur les cas où l'instrument peut causer un accident plus chanceux que celui auquel on veut remédier.

Ainsi les parties molles de la voie excrétoire, et à plus forte raison la portion vaginale de l'utérus, si elles offrent de la résistance à faire craindre lésion de continuité, portent aussi bien contre-indication pour le forceps que la tête trop grosse et le bassin trop étroit pour laisser passer la tête sans lésion des parties de la mère ; au contraire tout état désespéré de la mère, même sans laisser beaucoup d'espoir pour la sauver, porte indication pour le forceps, si l'accouchement en sera terminé plus tôt, que sans son emploi.

L'usage essentiel et l'indication générale du forceps est l'état de tribulation de l'organisme, quand par suite de dissension entre l'orgasme expulseur et l'organisme rétenteur, il est à craindre inflammation des parties, ou mort de l'enfant avant que l'organisme soit entièrement apaisé. Et comme d'un côté la déviation physiologique des forces expulsives, de l'autre côté la persistance des parties dans cet état de déviation deviennent quelquefois trop considérables et causent trop de résistance de la part de la tête, et trop de peine à celle-ci de trouver le moyen d'avancer par le point qui est arrêté, il faut souvent avoir recours au forceps pour montrer le chemin à la tête et pour la déconduire dans une autre direction que celle que l'organisme poussant dans la direction de l'axe du détroit abdominal, lui imprime.

On peut opérer avec le forceps en laissant la femme couchée en supination, le bassin un peu élevé et soutenu par le lit. La position latérale ne conviendrait que pour l'application du forceps dans les détroits antéropostérieurs, si on croyait cette méthode admissible; celle sur les coudes et sur les genoux n'est à permettre que pour en démontrer l'incongruité.

La position de l'accoucheur sera suivant sa convenance. Il placera verticalement la branche à introduire, l'extrémité de la cuiller à l'entrée de la vulve et le crochet du manche en haut; l'une des mains explorera et guidera la cuiller et l'autre conduira et dirigera le manche, pour réunir EN UN SEUL *le mouvement du manche d'un côté vers l'autre*, celui *de haut en bas* et celui *de l'introduction et du placement de la cuiller*. A cet effet il faut bien connaître et comprendre la route en demi-cercle que l'extrémité de la cuiller doit faire, et guider celle-ci au moyen de deux ou trois doigts introduits, qui en même tems doivent garantir l'orifice de la matrice, et les parties molles, soigner l'application de la concavité de la cuiller sur la convexité de la tête, et éviter que l'extrémité de la cuiller ne porte pendant son introduction sur la paroi du bassin ou la région sacro-iliaque pour ne point causer des douleurs insolites par la pression sur les nerfs qui y passent. Il faut quelquefois, à cet effet, introduire la main entière dans le vagin.

La branche introduite doit être placée le plus près possible du pubis, et être avancée de même le plus haut possible, pour pouvoir mieux l'adapter à la tête, en la faisant arriver d'en haut.

Quelle que soit la position de la tête, le forceps devra toujours être placé par son diamètre transversal dans celui du même nom du bassin, et les bords concaves vers le pubis. Si la tête se trouve plus tôt dans un diamètre oblique par son bibregmatique, l'instrument prend de lui-même la position oblique analogue, et se redresse avec la tête dès que celle-ci avance.

La direction de l'axe longitudinal du forceps doit être oblique de haut en bas, afin de faire autant que possible angle obtus avec l'axe du détroit abdominal, non pour tirer sur la tête dans la même direction, mais pour lui donner un point d'appui par devant, lorsque la région arrêtée au sacrum doit être déconduite dans la direction de l'axe de la cavité du bassin, pour que l'instrument agisse comme levier et au moyen d'un coup de poignet, dans le sens de l'impulsion résultant de la réfraction de la force poussant vers la saillie du sacrum. De cette manière la force complémentaire de l'accoucheur, au moyen du forceps, agit dans la direction de la ligne centrale de la cavité du bassin.

En tirant, d'après le précepte enseigné jusqu'ici, dans la direction de l'axe du détroit abdominal, on appuie la tête par devant sur le pubis, et veut la faire descendre de là, avant d'avoir déconduit la région de la tête arrêtée au sacrum ; ce qui est contraire au mode d'agir observé par l'organisation dans l'accouchement physiologique et donne lieu à une opération difficile, irrégulière, tâtonneuse et qui ne réussit que par hasard. Il est inconcevable comment Stein a pu imaginer un appareil arrangé comme un étrier, pour mieux donner cette fausse direction à l'instrument.

En tirant la tête hors du bassin avec le forceps, ou en retirant une branche par quelque raison que ce soit, on se ressouviendra toujours de la direction circulaire à donner à l'extrémité de la cuiller, comme à celle du manche ; celle-ci devant décrire un plus grand cercle et toucher le ventre à la fin de la manœuvre.

Comme le forceps consiste en deux branches,

et comme il convient assez que l'accoucheur ait deux instrumens, j'en ai fait faire dont l'un a la branche mâle à introduire au côté gauche comme à l'ordinaire, et l'autre pour introduire la branche mâle au côté droit.

Il arrive souvent que la branche à introduire la seconde, trouve trop de difficulté. En retirant dans ce cas la première introduite pour faire passer l'autre la première, on réussit facilement. Depuis longues années j'ai employé cet expédient. MM. Uhlsamer et Kilian l'ont récemment rendu public, la priorité leur est donc due.

Pour bien placer le forceps il faut avoir égard à la hauteur où se trouve la tête, et à sa mobilité. Cette dernière laisse supposer que la tête n'est pas encore assez avancée, ni disposée à se laisser prendre, ou à suivre quand elle sera prise, et s'il est convenable de retarder l'opération dans cette conjecture, il faut le faire, ou du moins en raisonner la convenance et les chances. Il est des cas où la tête est encore mobile, quoique fort avancée vers le détroit périnéal, lorsque pour conserver l'enfant dans l'accouchement prématuré, ou croit devoir la retirer au moyen du forceps, pour ne pas faire travailler une mère trop faible, et dans ces mêmes cas il faut de plus ménager la tête de l'enfant et surtout ses articulations cervicales; ainsi il ne faut ni trop comprimer la tête, ni tirer avec effort. C'est comme en jouant qu'il faut la faire avancer.

Quant à la hauteur où se trouve la tête; dès que l'un de ses diamètres, surtout l'occipito-mentonnier, a dépassé, par l'une de ses extrémités le cercle pelvien abdominal, la tête est censée se trouver dans ce détroit; et à moins que l'une de ces extrémités ne soit parvenue au détroit périnéal, la tête peut être censée n'avoir pas encore entièrement dépassé le détroit abdominal. Par suite de cette manière de juger, on placera le forceps aussi haut que possible, sans calculer d'après les positions et la direction des diamètres de la tête. La jonction des branches doit se trouver aussi près de la tête que possible, pour qu'elle soit bien prise et que le forceps ne la quitte pas lors de l'extraction. D'après cette manière de juger de la hauteur à laquelle on applique le forceps sur la tête, la discussion sur l'application de l'instrument sur la tête au-dessus du détroit abdominal, devient oiseuse.

Du reste quelle serait la direction de l'axe longitudinal du forceps, si *effectivement* il était appliqué sur la tête au-dessus du détroit abdominal? A moins de courber fortement l'instrument par l'endroit de la jonction des branches et de donner par là à son axe longitudinal une forme semicirculaire, il ne pourrait jamais être question de pareille application. Ceux qui se sont flattés de l'avoir faite se sont fait illusion.

Les deux branches du forceps étant appliquées, on s'assure si l'une et l'autre s'appliquent bien sur la convexité de la tête, et si les deux ensemble la saisissent bien. On se facilite cette manœuvre en tenant les branches au-dessus du moyen de jonction, le plus près possible de la tête, et les manches le plus obliquemment possible vers en bas. En même tems on aura soin de ménager la vulve.

Pour croiser et joindre les deux branches, on éprouve souvent de la difficulté ; on la surmonte avec du bon sens, et surtout avec de la patience et l'idée que le succès de l'opération ne dépend pas d'une minute de moins qu'on aura mise dans la manœuvre. D'abord si la branche qui doit se trouver en dessus, se trouve en dessous, on fera glisser l'une sur l'autre, en avançant l'une un peu plus, pour que les crochets n'exigent pas trop d'écartement, et pendant cette manœuvre, il n'est pas même nécessaire de donner aux crochets des manches et à l'endroit de leur jonction une direction transversalement horizontale ; c'est seulement pour la jonction des deux branches qu'il faut songer à ce mode de redresser l'instrument pour finir de le bien placer. Cette manœuvre sert de plus, par l'espèce de douleur qu'elle occasionne , à indiquer le degré de dilatation , de dilatabilité et de la résistance de l'orifice de la matrice et à avoir égard au ménagement des parties molles en général.

Après avoir mis en position les branches pour les joindre , on essaie encore une fois , si l'instrument est bien placé , on en rectifiera la position , et on l'assujettira conformément à la mécanique du moyen de jonction particulier à l'instrument dont on se sert.

Je n'ai pas l'habitude de contenir les manches du forceps en les liant , c'est la main placée en dessus qui serre les cuillers au degré nécessaire , et qui en même tems sait ménager la force à employer. D'ailleurs en forçant l'une contre l'autre les extrémités des manches par la ligature , le point d'appui pour cette force est celui de la jonction des branches , tandis qu'en serrant les cuillers par en bas avec la main , au-dessus de la jonction , on assujettit la tête d'une manière plus égale et par toute sa longueur prise dans l'instrument. On reste par cela le maître de le manier. Je ne parle de labimètres que pour dire que ceux qui en recommandent l'usage pensent plus à une démonstration géométrique qu'à une excrétion organique , lorsqu'ils travaillent avec l'instrument.

Maintenant avant d'aller plus loin , il convient de se rendre raison de la manière dont la tête est prise entre les cuillers de l'instrument et l'on trouvera encore qu'il n'y a nulle nécessité de reconnaître les diamètres de la tête et du bassin par leurs rapports réciproques, ni d'en discuter le mode de se débarasser l'un de l'autre ; on trouvera que l'un des deux cônes à base commune oblique dont la tête est composée, descend le premier, la base commune obliquement par la longueur du bassin, l'une des extrémités de l'axe de cette base et du diamètre oblique de la tête en avant, et que le reste suit. On se rendra compte de la position spéciale de la tête, par la comparaison de celle de deux ou trois régions de la tête et par la direction de ses sutures ou angles à l'égard de la position du bassin en situation sur le dos. On trouvera surtout que la tête est prise entre les cuillers du forceps par le milieu de la base du crâne, transversalement, et serrée par l'extrémité supérieure des cuillers à deux pouces au plus au-dessus de l'axe transversal de celles-ci, qu'il s'agit donc de ne point laisser glisser l'instrument de ce point de prise, en baissant trop en arrière ces extrémités.

Ceci observé l'opération propre commence. On place l'une des mains, la gauche sur la partie inférieure des cuillers où elles se réunissent pour la jonction des branches le plus près possible de la vulve, le dos de la main en haut ; et c'est cette

main qui dirige les cuillers tenant la tête, pour
la faire descendre par derrière (non par devant
comme on l'a enseigné jusqu'ici), en relevant en
même tems un peu la tête, dans la direction de
la courbure de l'axe de la cavité du bassin, et
à cette fin le petit doigt de cette main sert de
point d'appui pour ce mouvement. L'autre main
est placée par en dessous contre la jonction des
branches et contre la main en dessus, le plus
près de la vulve possible et de manière que le
doigt index reste libre pour être toujours appliqué sur la tête et être à même de toucher, pour
s'assurer si et comment elle avance; cette main
suit et aide le mouvement que fait la main gauche
et ainsi on fait tourner la tête dans la direction
des axes de la cavité du bassin et du détroit périnéal, comme le rayon d'une roue autour de
l'axe, la face interne de la symphyse pubienne
considérée comme l'axe ou le centre du cercle;
c'est à quoi se réduisent les tractions pointilleu-
sement enseignées par des auteurs allemands et
adoptées par plusieurs français.

Il arrive quelquefois que par suite de l'effort
avec le forceps, pour dégager la tête de la saillie du sacrum, celle-ci descend brusquement dans
l'excavation et avec un certain bruit à faire craindre quelque dérangement fâcheux de l'instrument,
qu'il n'ait lâché prise et endommagé les parties

molles du bassin. On se reprend facilement en re-
dressant l'instrument et la résistance étant maintenant vaincue , ou plus facile à vaincre, l'opération
doit être conduite à la fin. Le même accident arrive aussi , lorsque le tronc ne suit pas propor-
tionnellement la tête ; on le prévient en donnant
le tems à la matrice de faire suivre le tronc au
moyen de douleurs et on doit être sur ses gardes
de ne pas forcer les articulations cervicales pour
faire arriver la tête un peu plus tôt.

Comme il ne conviendrait pas de faire servir
les os pubis et les parties molles qui les tapissent,
de point d'appui , pour cette manœuvre à levier,
c'est la main placée en dessus de l'instrument qui
doit y suppléer et servir de point d'appui quand
la force à employer le paraît exiger ; et si néanmoins les bords supérieurs de l'instrument ve-
naient à froiser les susdites parties en dehors , on
doit redresser le forceps ou en rectifier la position , soit en le sortant entièrement et en le réap-
pliquant, soit en n'en démettant que le moyen
de jonction. Il s'entend que la tête parvenue entièrement dans la cavité du bassin , et devenant
libre, doit faire des mouvemens d'après les circonstances , ou d'après les causes qui les déterminent
parmi lesquelles je distinguerai la direction des
contractions de la matrice et les recoins dans le
bassin , pour loger les parties de la tête soustraites

à la compression temporaire ; l'accoucheur doit avoir égard à ces mouvemens et les favoriser, sans vouloir les provoquer d'après sa prévention ; c'est à l'organisation à les indiquer.

On peut faire l'extraction de la tête entièrement sans ôter le forceps, mais on est quelquefois obligé de l'ôter pour ne point appuyer trop fortement les bords supérieurs des cuillers contre l'arcade du pubis et les manches de l'instrument contre le bas-ventre, en voulant les relever d'après la direction prolongée de l'axe de la sortie du bassin. Quelquefois aussi les bords des cuillers, pressant contre l'arcade du pubis, ne peuvent plus être assez relevés, ni assez à tems, et empêchent ainsi l'occipital de remonter et de s'appliquer au montvénus, et il faut dégager le forceps.

C'est pour l'ordinaire pour montrer le chemin, que la tête ne trouve pas, ou dont la direction des contractions de la matrice la fait dévier, ou pour suppléer à la force de ces contractions, pour y engager, ou les simuler, si elles manquent au moment où le bien-être de la femme en travail en exige, plutôt que pour faire passer la tête à travers des diamètres trop étroits, que l'on a recours au forceps ; il faut donc se garder de maltraiter les parties, dans l'intérêt desquelles on travaille, et ne point perdre de vue que la hâte et la précipitation que l'on pourrait mettre dans l'opération, seraient autant à son désavantage qu'à celui de la mère et de l'enfant.

Dès que le forceps est bien appliqué, la manière dont il se présente indique le point principal qui offre obstacle; c'est la partie postérieure de la tête, désignée par la ligne médiane des cuillers du forceps réunies. La direction de l'axe de l'instrument montre la direction dans laquelle il faut travailler pour déconduire la tête de ce point par lequel elle est arrêtée.

L'angle que fait l'axe longitudinal de la matrice avec l'axe longitudinal, ou la ligne médiane du forceps désigne qu'il faut décoller par un coup de poignet s'il est fort obtus, et par une traction si l'angle est aigu. Dans les deux cas, en appuyant la tête par devant contre le pubis et en faisant servir la main appliquée sur la jonction des branches de point d'appui, on reste maître de la manœuvre. Le mouvement pour la rotation est indiqué par celui que tend à faire l'instrument et se fait lentement, mais celui du roulement en haut dans la direction de l'axe du détroit périnéal doit être prompt et décisif, en raison du grand cercle que doivent décrire les manches du forceps et du petit cercle, concentrique avec le premier, que doit décrire l'extrémité occipitale de la base du crâne.

Le doigt index de la main appliquée en dessous de la jonction des branches, la paume tournée en haut doit s'assurer du degré dans lequel la tête avance et se prête au mouvement du roulement, et au cas qu'on s'aperçoit que le forceps suit seul, sans que la tête avance, il est nécessaire de redresser et de rectifier le forceps et son application. Ce mode de s'assurer du succès de la manœuvre a l'avantage de faire sentir si l'instrument est disposé à glisser, combien il est nécessaire de soulever la tête à mesure qu'elle avance, et à quel degré la force employée doit être modérée en raison de cette progression de la tête.

Si l'obstacle à surmonter ou à vaincre est fort et considérable, alors surgit la question s'il peut être vaincu par la force ou non, sans trop de danger pour la mère, et sur ce point il n'y a pas de précepte à donner; mais c'est une espèce de sentiment interne sans réflexion, ni raisonnement, qui évalue et apprécie la force encore manquante et nécessaire, soit par efforts extraordinaires propres de l'accoucheur soit par supplément d'efforts par un aide, ou qui décide même de l'impossibilité de réussir, sans s'exposer à des accidens trop graves.

D'après ce qui vient d'être exposé, il est facile de se tracer la conduite pour les cas où la tête n'aura pas précisément la position supposée. *C'est la région de la tête appuyée contre la saillie du sacrum qu'il faut faire descendre* en premier lieu par un mouvement de roulement; quant aux mouvemens de rotation, qu'il faudra favoriser ensuite, il faut se les laisser indiquer par l'organisation, ou n'en rien faire et amener la tête dans la position où elle se trouve. Toutefois que l'on ne s'entête pas à donner à la tête une position jugée meilleure et que l'on ne s'imagine pas que ce soit précisément une position moins commune qui exige ce secours.

L'obstacle par la saillie du sacrum une fois vaincu, la tête suit facilement l'instrument, il s'agit seulement de travailler lentement pour laisser le tems aux parties molles de la voie excrétoire de se préparer à la dilatation. Maintenant il est plus nécessaire qu'auparavant de soulever la tête pour la faire avancer par un mouvement de roulement en haut vers la symphyse du pubis, et il faut se garder de vouloir lui montrer le chemin à suivre, d'après la ligne dessinée dans les livres comme représentant l'axe de la cavité du bassin qui exige la direction horizontale jusqu'à ce que la tête soit supposée être dans le détroit périnéal.

Pendant cette manœuvre on se trouve bientôt arrêté par les manches de l'instrument touchant

le bas–ventre , et en même tems par le bord concave des cuillers s'appliquant aux branches des
os pubis. Vouloir forcer en pareil cas , serait
causer des douleurs pénibles sans nécessité ; il faut
donc pour parer à ces inconvéniens , disjoindre
les branches du forceps , sans les extraire entièrement et les redresser. Le premier de ces inconvéniens avertit en même tems à quel point maintenant l'axe longitudinal du fœtus est incourbé
au dessus de la symphyse du pubis vers la paroi
antérieure de l'abdomen , et qu'il serait imprudent
de ne pas donner le tems au tronc de suivre la
tête , à l'aide de contractions de la matrice.

Le forceps devient encore utile pour garantir
la périnée ou pour en prévenir le déchirement,
surtout chez de très-jeunes femmes. On l'applique
sur la tête dans le détroit périnéal , les manches
tournés en haut et touchant presque le ventre , et
l'on retient et soulève la tête avec l'instrument
pour donner la facilité au périnée de se retirer
sans se laisser prolonger davantage par la tête
qui éclot. Cette manœuvre doit être faite très-lentement et avec intelligence.

A la suite de l'accouchement par les pieds ,
l'emploi du forceps est souvent d'une grande ressource pour la conservation de la vie de l'enfant.
On fait soulever le tronc et applique l'instrument
par en dessous.

Dans l'accouchement où le front descend derrière le pubis, l'occipital franchit le premier la vulve, glissant sur le périnée, et le front restant arrêté derrière l'arcade du pubis, jusqu'à ce que l'occiput soit assez développé pour laisser la tête se replier en arrière vers l'anus ; l'exclusion définitive en est arrêtée et souvent la tête doit être soulevée au moyen du forceps, ne pouvant se replier vers l'anus, sans cette manœuvre préalable. Toutefois dans ce cas la face n'arrive pas, comme lors de la présentation de la face, avant que l'occiput soit développé.

Dans l'accouchement, le cône facial en avant, l'expérience a fait reconnaître, que quand même le forceps avait été appliqué, il n'offrait pas l'avantage, que l'on s'en promettait, que l'accouchement abandonné à la nature offrait infiniment plus de chance pour la conservation de l'enfant ; mais qu'en cas de nécessité la version sur les pieds méritait quelque considération.

D'après M. Velpeau, M. Chevreuil d'Angers paraît avoir constaté le premier en France (1826) après Portal et Deleurye que l'accouchement par la face ne réclame en général aucun secours. M. Reiss, thèse de Strasbourg 1805, en parle d'après la doctrine de Boër ; j'en ai parlé en 1817 dans Gegenstænde der Geburtshülfe, p. 175, et Lobstein, pour avoir été du même avis que moi à l'égard de la question, (observations cités p. 10) a été critiqué dans le tems pour cette opinion, par la voie du journal de médecine. Paris, chez Migneret, 1817 ou 1818.

Dans la présentation de la face, en convenant que, comme M. Nægelé l'a fait observer, la joue se trouve au centre du bassin, dès que cette partie se laisse toucher à nu, on rencontre néanmoins le front en premier lieu, parce que cette partie se trouve la première dénudée derrière l'orifice de la matrice, regardant la saillie du sacrum et étant encore peu ouvert, fort haut et peu disposé à se laisser dilater pour permettre l'exploration et le toucher de toute la surface de la tête qui couvre le détroit abdominal. A cette période il ne pourrait encore être question de l'application du forceps. Plus loin, le menton est jusque vers la fin de l'accouchement plus haut que ne le sont le front et la face, et si on voulait appliquer le forceps, on prendrait d'un côté le menton par sa pointe, le dessous du menton et la gorge ; et l'extrémité de l'instrument serait arrêtée par la poitrine ou l'épaule ; de l'autre côté la branche du forceps prendrait la tête par la bosse bregmatique droite et la suture lambdoïde gauche. Il serait de toute impossibilité de travailler de cette manière avec espoir de succès, même en donnant à l'instrument la direction du diamètre oblique.

Si la tête était descendue jusqu'au détroit périnéal, le forceps pourrait être appliqué, tant bien que mal, et au risque de fracasser la machoire inférieure, mais ce serait une imprudence de le faire à cette période de l'accouchement, d'autant plus que l'on ne sait pas encore, si l'organisation fera tourner le menton pour le faire développer de dessous l'arcade du pubis, ou pour le faire glisser sur le périnée, et faire arriver le front de dessous l'arcade.

Enfin, et que l'on y prenne garde, on ne sait pas si le tronc du fœtus est penché en avant, sur le dessous du menton, ou si l'occiput est replié én arrière sur la colonne vertébrale d'après l'opinion reçue.

Cette question n'est cependant pas encore résolue. Dans l'accouchement régulier à présentation du vertex, c'est la pointe du cône de cette partie qui se présente au centre du plan oblique que représente le détroit abdominal, et la base du cône (celle du crâne) est parallèle avec ce plan. Mais dans la présentation de la face ce n'est pas le menton comme la pointe du cône facial qui se présente ainsi sur le détroit abdominal, c'est l'os frontal droit près l'orbite et la suture frontale; et seulement vers la fin de l'accouchement le menton se rapproche du centre de la cavité du bassin près le détroit périnéal ; la base du crâne ne se présente pas non plus comme il vient d'être dit, sur le détroit abdominal, mais c'est le plan de la tête divisée en deux moitiés par son diamètre occipito-mentonnier, qui est parallèle avec ce détroit. — Si la tête était basculée en arrière dans la présentation faciale, dès le commencement de l'accouchement, l'axe longitudinal du fœtus ne passerait plus par la tête et celle-ci ne pourrait pas descendre dans le bassin à moins de redressement de cet axe par des manipulations, tandis qu'en se représentant la position spéciale du tronc du fœtus relativement à celle de la tête, le tronc fléchi sur le menton comme dans la pose régulière, la direction de l'axe du fœtus ne nous embarrasse plus. Nous nous sommes trop habitués à nous représenter l'occiput réfléchi sur la colonne vertébrale, par les figures dans les livres.

A l'égard de l'observation de Chaussier alléguée p. 80, que dans la présentation du vertex en première position, c'est le pariétal droit que l'on touche en premier lieu, comme de celle de M. Nægélé, relativement à la joue pour la présentation de la face, je fais observer qu'il entre cependant un peu d'illusion dans cette manière de voir, provenant de la direction oblique du plan pelvien du détroit abdominal ou de l'inclinaison du bassin. L'axe du fœtus et de la matrice tombant *à angles droits sur le centre de ce plan pelvien*, la surface de la tête tournée vers le pubis devient la plus base, et par conséquent la première qui se présente au toucher. Si la tumeur des tégumens de la tête est observée à la même surface, c'est que par suite de l'antéversion naturelle de la matrice, son axe longitudinal, ainsi que celui du fœtus sont incourbés, à-peu-près comme l'est l'axe du bassin prolongé par en haut, de sorte que les contractions de la matrice se font dans le même sens et que l'orifice de la matrice agit en même direction parabolique, et à effet d'une séringue.

Quant à l'application du forceps dans le diamètre sacro-pubien, je n'y conseille pas. Que celui qui se croit assez fort pour le faire, l'essaye, mais qu'il se ménage le moyen de se tirer de l'embarras au cas de désappointement.

Relativement à l'application du forceps à contre-sens, la concavité des cuillers tournée vers le sacrum, il faut cesser d'en parler.

La forme et la structure du forceps ont été l'objet de nombreuses discussions, d'investigations, de changemens et d'améliorations.

La forme de la tête donnée, celle des cuillers doit bientôt être trouvée ; reste à courber les cuillers d'après la courbure de la voie excrétoire.

Les cuillers trop longues laisseront, après l'application, trop d'espace du pivot de la jonction, ou de l'entablement jusqu'à la tête, et le milieu des cuillers, par lequel la tête doit être prise ne sera plus appliqué sur la tête, mais se trouvera plus avancé en deçà de la tête; les cuillers trop courtes pinceront avec l'extrémité la tête par son milieu sans s'y appliquer par toute leur concavité. La forme des cuillers jointes du forceps anglais diffère un peu de celle du forceps français et fait voir que les accoucheurs français comptent plus sur la force à employer que les anglais, qui paraissant s'attacher à déconduire plutôt la tête.

Les labimètres, les vis pour empêcher la trop forte compression de la tête, nous font voir qu'il s'est toujours trouvé des accoucheurs, qui reconnaissant l'insuffissance de leurs propres moyens, se croient néanmoins autorisés à apprendre aux autres comment se préserver des fautes résultant d'un défaut de savoir faire ou d'intelligence propres.

Tous les changemens récemment apportés à la structure du forceps sont de cette catégorie ; nous pouvons nous en tenir avec confiance à celle de la dernière correction de Levret de 1767, cependant ce forceps doit être un peu plus long et sans le filet ou sans la cannelure de Levret, dont la suppression est à tort attribuée à Flamant par M. Velpeau, le premier ayant trouvé à son arrivée à Strasbourg des forceps sans cannelure tout faits, chez les couteliers de cette ville, parce que c'est Fried qui avait supprimé cette cannelure trente et quelques années auparavant. Leake et Starcke ont donné vers la fin du dernier siècle à la face concave des cuillers du forceps ou à leurs côtes, le premier la forme tant soit peu concave, et le second transversalement convexe, et il s'est aussitôt élevé une légère discussion sur la question, si cette face devait être polie ou non. Cette discussion n'a pas eu de suite, il en est seulement parlé une fois dans les archives de Starcke.

J'ai aussi vu un forceps à cuillers dorées.

Le forceps de Boër est moins long que celui de Levret, du reste de la même forme à-peu-près, la face interne des cuillers arrondie ou convexe et polie, et à moyen de jonction, dit par encochure, comme dans le forceps anglais. Mais l'axe longitudinal de l'instrument de l'extrémité des cuillers à celles des manches, est courbé en arc, ce qui en rend l'application difficile et le maniement incommode, en ce qu'antérieurement il touche trop tôt l'arcade du pubis et les tégumens du bas-ventre.

Les différens moyens de jonction des branches du forceps et les discussions à cet égard sont assez connus; je n'en parle que pour dire que, content pendant long-tems de celui de Levret, je ne l'ai changé que parce que le pivot m'en était cassé pour la cinquième fois pendant l'opération, et que je l'ai remplacé par un mamelon fixe à vis, avec un capuchon séparé à écrou.

---

25. *De l'embryulcie.*

Le moyen de terminer l'accouchement impossible à cause de la coarctation du bassin ou à cause du volume du fœtus, avec la circonstance que celui-ci est mort et qu'il n'est plus à ménager, est d'agir sur l'enfant, d'en diminuer le volume et de le tirer même par morceau. Cette opération est surtout indiquée si la mère en est plus ménagée que par tout autre moyen. On appelle cette opération l'embryotomie, la céphalotomie, l'excérébration, suivant le résultat spécial de la manœuvre que l'on emploie, et dont l'ensemble constitue l'opération. Pour ne point redire ni transcrire ce que les auteurs ont dit sur cette opération, et en renvoyant à cet égard à l'ouvrage de M. Velpeau et de plusieurs auteurs allemands marquans, je me borne à exposer mes propres idées qui m'ont été suggérées par ma pratique et mon expérience.

Il est question de la mort préalable de l'enfant et de l'opération même.

Quant à la certitude de la mort de l'enfant,

les anciens paraissent avoir possédé le tact et la méthode pour s'en assurer, sans les tribulations auxquelles nous nous soumettons de nos jours à cet égard. L'embryulcie ayant été, a-peu-près leur seule et leur dernière ressource, ils attendaient que l'enfant fût mort, et bien mort avant de l'entreprendre. Ils n'attendaient pas la mort de l'enfant dans le dessein d'oser faire l'opération, ils laissaient arriver le moment désespéré relativement à sa vie; attendre plusieurs heures de plus n'aggravait le mal, parce que la mère n'était pas rendue malade antérieurement, par les fatigues d'opérations, d'essais et de tâtonnemens; au contraire l'état de pucrpéralité des parties de la mère, et l'état de putréfaction de l'enfant rendaient l'opération moins difficile et moins douloureuse. — C'est la sentimentalité de nos auteurs modernes, le défi anticipé qu'ils nous donnent, pour se prévaloir d'une supériorité d'intelligence, d'un savoir faire spécial pour circonvenir la situation épineuse, et d'une officiosité religieuse qui doit les élever au-dessus du vulgaire, qui causent l'état de tribulation, l'embarras et la terreur panique, conduisant à la méprise et aux égaremens du praticien de second ordre. L'enfant doit être mort avant d'en venir à l'embryulcie; s'il ne l'est pas il faut savoir le laisser mourir.

Cependant de nos jours, ce savoir laisser mourir a donné lieu au subterfuge, soit pour trouver des raisons de se persuader que l'enfant est mort, soit pour en trouver d'oser faire une opération sur la mère, dont l'issue funeste est aussi sûre qu'elle le serait pour l'enfant par l'embryulcie. En pareil cas c'est la satisfaction propre de l'accoucheur, c'est son honneur et sa responsabilité morale qui doivent l'emporter sur toute autre considération ; il se trouve dans la même situation que tout autre médecin, dans un cas de médecine pratique d'issue malheureuse, pourvû qu'il soit sur ses gardes de ne pas détruire tout espoir de sauver la mère par des essais tâtonneux et irréfléchis.

Ainsi au lieu de se mettre dans le cas de rechercher et de trouver *des raisons pour se persuader que l'enfant est mort*, l'accoucheur doit dès son arrivée se conduire de manière que la patiente ne soit pas trop fatiguée, ni maltraitée pour que son état ne permette plus d'attendre que l'enfant soit mort ; et pour pouvoir en agir avec confiance et certitude à cet égard, c'est la séméiologie physiologique de la parturition par toutes ses périodes, qui doit guider l'accoucheur.

L'opération se fait le plus tranquillement et avec le moindre appareil, si la femme est couchée sur le côté gauche, les genoux attirés vers le ventre.

Le perforatoire ne doit être tranchant que par la pointe. On l'introduit par derrière, la main gauche guidant la pointe et la couvrant au moyen du doigt index ou du milieu.

L'ouverture des tégumens doit être peu considérable pour qu'ils puissent dans la suite garantir les parties de la mère d'être blessées par les esquilles des os.

La perforation du crâne se fait lentement et toujours dans la direction de l'axe du détroit abdominal, la tête supposée au-dessus ou peu avancée dans ce détroit, et il faut bien prendre garde qu'il ne glisse vers la paroi du bassin et blesse les parties et même l'os ou le périoste.

L'ouverture suffisamment dilatée avec l'instrument, on procède à l'excérébration au moyen d'un levier courbé, comme celui qui constitue la troisième branche du forceps de Leake, ou avec la cuiller pour l'extraction du placenta de Starcke.

Pour l'ordinaire il est nécessaire de désunir par incision, ou de dilacérer avec la pointe du perforatoire les membranes encéphaliques, pour pouvoir disjoindre les os du crâne, et même seulement pour faciliter la macération des membranes servant à leur union.

On abandonne ensuite la malade pour quelques heures, pour donner le tems aux parties de l'enfant de passer en état de putréfaction. On détermine cet état au moyen d'injections chaudes dans l'intérieur du crâne, de bains et d'injections dans le bain, lesquelles peuvent être d'une assez haute température, si elles sont administrées avec précaution.

Enfin on fait l'extraction des os du crâne soit de l'un après l'autre, soit des os encore unis lorsque le crâne prête, avec des pinces à faux germe et à dents, avec les doigts et surtout avec le levier introduit dans l'intérieur du crâne, et contenu extérieurement avec les doigts appliqués contre le levier, ou encore avec le crochet mousse de Levret. Les crochets tranchans doivent être proscrits; on aura surtout soin de tirer sur la tête dans la direction de la saillie du sacrum vers le pubis. Le céphalotribe de M. A. Baudelocque, que je ne connais d'ailleurs que par ce qu'en dit M. Velpeau, me paraît être d'une grande ressource, soit avant la perforation du crâne, pour l'y préparer, soit après l'excérébration, pour rendre la tête plus traitable. Mais si l'on ne s'en sert que pour écraser la tête, sans en diminuer la masse, je ne vois pas qu'il puisse la faire passer par un détroit du bassin beaucoup trop étroit. Du reste il faut dans le cas de la perforation du crâne et de l'excérébration, ménager et garantir les parties de la femme avec le plus grand soin, et cela pourra-t-il bien se faire avec un instrument qui brise et fracasse les os de la tête encore au-dessus du détroit abdominal?

Les autres expédiens ou manipulations nécessaires ou nécessitées par la spécialité du cas sont déterminées par le raisonnement et le bon sens. Il est seulement à observer que pour l'extraction de la tête ou de ses os séparément, la position de la femme sur le dos est la plus convenable, tandis que pour la perforation du crâne c'est celle sur le côté; que surtout, et c'est un point principal, la direction de la traction à cet effet, doit être de la saillie du sacrum vers le pubis, et non en bas vers le sacrum et même pas seulement vers le centre du bassin. L'importance de ce point de doctrine sera facilement comprise et appréciée dans l'opération même, et conduira l'accoucheur à comprendre la *fausseté du principe* généralement admis, qu'il faut *travailler dans la direction de l'axe du détroit abdominal*, tant que la partie de l'enfant à extraire n'a pas dépassée ce détroit. C'est précisément pour lui faire dépasser ce détroit que la manœuvre que j'indique est nécessaire.

Enfin, si après avoir fait l'excérébration, il survient des douleurs, ou que l'on puisse en attendre, on verra comment s'arrange l'organisation pour terminer l'accouchement; les os du crâne comprimés et appliqués sur sa base, ne forment maintenant avec celle-ci qu'une espèce de coquille aplatie, passant par le détroit abdominal, les deux surfaces tournées l'une en avant et l'autre en arrière, comme Wigand l'a fait observer.

L'ouverture de la poitrine de l'enfant, ou du bas ventre, et son dépècement, se feront, en cas de nécessité, d'après le jugement et l'intelligence de l'accoucheur.

Je ne puis approuver l'emploi de la force mécanique pour briser et fracasser les parties de l'enfant dans la matrice, qui pour l'ordinaire a déjà trop souffert pour pouvoir endurer de semblables violences. Il faut s'arranger pour que la putréfaction s'en mêle; et même employer des moyens chimiques pour la hâter, si l'on peut en appliquer à l'intérieur du crâne sans endommager les parties de la mère.

26. *De la Symphyséotomie.*

Pendant que l'on s'occupait de faire passer la tête de l'enfant par le bassin, au moyen de positions et de tournoyemens de celle-ci, opérés par l'habileté et la force de l'opérateur, Sigault eut l'idée ingénieuse et heureuse d'élargir la voie pour l'excrétion au moyen d'une opération chirurgicale, la séparation des os pubis par la symphyse, opération dont l'exécution difficile et plus encore le résultat toujours incomplètement satisfaisant, en laissant des maladies secondaires incurables, n'ont pas justifié la grande utilité ni les avantages qu'on avait été fondé d'en retirer au premier abord.

Au milieu du bruit que cette opération avait causé lors de son invention, ses partisans comme ses détracteurs, oublièrent dans la chaleur de la dispute passionnée, d'en apprécier la juste valeur, et de comprendre l'avantage éminemment satisfaisant relativement à l'aggrandissement du canal du bassin qui en résulte; bien que cet avantage eût déjà été entrevu et reconnu pour l'état physiologique dans le ramolissement, la tuméfaction et la turgescense juvenile des ligamens, cartilages et membranes du bassin et dans la légère mobilité de ses articulations contribuant en quelque chose à la facilité de l'accouchement, dispositions favorisées par l'état de gestation.

La symphyséotomie a été abandonnée, non parce qu'elle ne remplit pas l'indication, mais 1) parce que la responsabilité de l'opérateur reste trop à découvert relativement aux suites de l'opération, 2) parce que l'opération faite, il faut néanmoins s'en rapporter aux bonnes dispositions de la part de l'organisation, pour ne point se voir dans la nécessité d'employer des forces préjudiciables à la mère et à l'enfant.

———

27. *De l'opération césarienne.*

L'impossibilité d'accoucher des femmes mortes, enceintes d'enfans présumés en vie et viables, engagea les assistans à inciser le bas ventre de ces femmes pour en retirer l'enfant et chercher à le conserver, et cette pratique a du attirer l'attention de l'homme d'état et du législateur pour en faire un devoir. Les médecins l'ont étendue à l'impossibilité d'accoucher des femmes en vie, pour étroitesse du bassin rendant le passage impossible à l'enfant ; mais peu confians dans ce mode de médication à cause du grand danger pour la mère, ils n'en usent qu'avec la plus grande réserve, et ils ont préféré, à moins d'indication péremptoire pour l'opération césarienne, de chercher à conserver la vie à la mère par une opération à moindre appareil, par la céphalotomie ; mais sous la condition expresse que l'enfant soit mort, avant de l'entreprendre ; et cette condition a donné lieu à des subterfuges, de sorte que la discussion sur l'indication a été transformée en plaidoirie d'avocats.

Par l'opération de l'accouchement prématuré, l'indication pour l'opération césarienne est fort restreinte et se réduit aux cas où le moment et l'occasion pour cette première, n'aura pas été saisi, ou à des cas extraordinaires accidentels.

Toutefois si l'on veut faire cette opération avec quelque chance pour sauver la mère et l'enfant, il faut s'y décider et la faire dès le commencement du travail, avant que ni l'une ni l'autre aient encore souffert, et surtout avant que l'état de puerpéralité ait disposé la matrice à la putrescence.

Je renvoie à l'égard de la doctrine sur l'opération césarienne au traité élémentaire de M. Velpeau, en me bornant à dire à ce sujet que l'accoucheur en a suffisamment de sa responsabilité morale, comme médecin, et qu'il fait bien de ne pas se charger d'une responsabilité légale ; qu'il fera donc bien de n'entreprendre cette opération, ni de semblables sujettes à discussion légale, à moins de consultation préalable en forme.

Du reste on a tort de considérer cette opération, comme une opération d'accouchement ; c'est une opération chirurgicale qui doit être prévue, étudiée, discutée et arrêtée comme telle, suivant les principes généraux de l'art chirurgical. Elle ne doit être faite que dans la vue de conserver la vie à la mère, si elle est encore vivante, et dans l'espoir d'en retirer l'enfant vivant, si elle est morte. Si la question est embrouillée par la sentimentalité du moraliste, du philanthrope, du légiste etc., ce n'est pas à l'accoucheur de re-tordre le fil.

Pour toute situation de cette nature, l'accou-cheur doit se mettre dans la catégorie du juge, qui pour avoir mal jugé ne s'en est pas rendu cou-pable, et de l'avocat qui pour avoir perdu un procès, n'en dîne pas moins ni plus mal ; mais pour cela il faut se mettre au-dessus du commè-rage et des clapissemens du vulgaire.

Relativement à l'opération césarienne sur des femmes enceintes mortes, je pense que le scepti-cisme que l'on apporte dans le précepte, qu'il faut attendre avec l'opération, que l'on soit bien sûr de la mort de la mère, n'entraîne trop de retard, inconvénient qui rend inutile l'opération, comme manquant le but. La mort est certaine dès qu'un homme de l'art, ou une personne habituée à as-sister les malades a été à même d'observer l'ago-nie ; on peut donc et on doit faire les préparatifs d'avance, pour que l'opération n'éprouve aucun retard et qu'elle soit faite dès le dernier soupir de la malade.

---

28. *De l'accouchement prématuré artificiel.*

L'accouchement prématuré artificiel est depuis quelques années une opération enseignée et admise dans les traités de l'art des accouchemens. M. Velpeau en dit dans la dernière édition de son ouvrage de 1835 tout ce qui peut intéresser l'homme de l'art, ou plutôt tout ce que l'on peut en dire relativement aux modes d'opérer, aux indications et à l'historique concernant le mérite et la valeur des inventions successives et de la priorité à l'égard de ce nouveau point de doctrine. Cependant sous le rapport de cet historique, il me semble qu'il s'en est plus rapporté aux citations par d'autres qu'aux recherches propres, d'où il résulte que les autorités sont comptées, mais non pesées.

L'historique de l'opération se résume à ce que, pratiquée depuis les plus anciens tems et plus ou moins contrairement aux lois et à la morale spéciale des peuples, elle est admise pour circonvenir et prévenir l'embryulcie et l'opération césarienne, et reconnue sous ce rapport comme moyen curatif d'un grand avantage.

Des autorités obstétriques très-respectables de la génération précédente et du siècle passé, bien que ne méconnaissant pas le résultat que pourrait avoir cette maladie provoquée, comme moyen curatif, ont usé de réserve relativement à la discussion de la question au point de ne pas en parler dans leurs écrits, par des raisons dépendant des opinions morales et religieuses du tems, opinions que même l'Académie royale de médecine a cru devoir prendre en considération encore de nos jours ; et ce n'est que depuis une vingtaine d'années, que les accoucheurs ont cru pouvoir s'émanciper à cet égard.

En 1816 j'ai dit dans un écrit en allemand *Aufsœtze über Gegenstœnde der Geburtshülfe, Nürnberg 1816 pag. 188 :* « je distingue entre « *l'accouchement forcé*, commencé par la nature « et terminé par la main de l'accoucheur, après « avoir ouvert de force et dilaté l'orifice de la « matrice, et *l'accouchement provoqué* par ex- « citation mécanique, ou par des médicamens « sans que la nature l'ait déjà commencé, mais « que l'accoucheur abandonne à la nature, soit « entièrement, soit en partie, »

En 1825, j'ai donné plus de développement à la question sur ce point de doctrine dans *Das Gebären nach der beobachteten Natur. Strasb.* 1825, *p.* 228 *sv.*, où j'ai apprécié le procédé de Davie et de Hamilton, et où j'ai dit : « Dès notre « premier cours d'accouchemens, (en 1787) s'est « élevé entre nous autres étudians la question de « savoir s'il ne serait pas possible de circonve- « nir par l'accouchement prématuré provoqué, « l'excérébration et peut-être même l'opération « césarienne? Le professeur a répondu que l'on « ne le pourrait pas, pour n'être pas sûr du

« succès et de l'issue heureuse , et que l'on n'o-
« sait pas le faire , comme n'étant pas permis par
« les lois et par la religion. » J'ajoute aujourd'hui
qu'il faut autant que possible éviter de causer
par le procédé opératoire une maladie à la voie
excrétoire ou à l'excrétion même , et se conduire
de manière à exciter ou à amener la fonction excrétoire pour qu'elle se fasse physiologiquement
et seulement par anticipation. Par suite de ce
nouveau point de vue je suis revenu de l'opinion
sur le procédé opératoire, de provoquer l'accouchement prématuré au moyen d'injections pour
décoller les membranes de la matrice ; le refroidissement et la diminution de la pression du milieu ambiant auxquelles le fœtus serait exposé
pendant tout le tems , et continuellement, depuis
le commencement de l'opération jusqu'à la fin du
travail , pourraient devenir nuisibles et faire manquer le but de l'opération. Le fluide électrique
et l'électricité voltaïque seraient également préjudiciables à la vie du fœtus.

Je pense avoir prouvé par ces citations , qu'il
s'est encore trouvé quelque accoucheur qui a réfléchi sur cette nouvelle opération.

Pour rendre l'œuf et la matrice le moins malades possible , je propose le procédé opératoire
suivant : 1) exciter et dilater avec une sonde de
trois lignes de diamètre , courbée légèrement

par en haut, et terminée en pointe très-obtuse, matin et soir, pendant quelques jours, l'orifice et le canal du col de la matrice, jusqu'à ce qu'il arrive écoulement glaireux comme signe que la matrice se dispose à la fonction excrétoire, et que la sonde passe par l'orifice interne ; 2) percer ensuite les membranes, sans y faire de grande ouverture, pour les ménager à pouvoir s'appliquer sur le fœtus, et le garantir de l'impression de l'air externe et de l'effet de la diminution subite de la pression ambiante ; 3) faire écouler de suite une quantité suffisante d'eau pour déterminer la matrice à ne pas mettre trop de retard dans le commencement du travail ; il n'y a pas de risque qu'il s'en écoule trop d'eaux et toutes à la fois, comme quelques auteurs le craignent ; 4) attendre ensuite avec patience et résignation l'événement, vu que le travail ne commencera pas avant deux fois vingt-quatre heures révolues.

La patiente peut être couchée sur le côté, sur le dos ou rester debout ; cette dernière position me paraît devoir être préférée.

———

29. *Des déplacemens de la matrice.*

La chute la descente ou le prolapsus, l'antéversion, la rétroversion et le renversement ou l'inversion de la matrice, sont les espèces de déplacement pathologique que l'accoucheur rencontre le plus souvent ; les traités élémentaires et surtout des monographies en traitent ; je n'en dirai que ce que je crois pouvoir présenter en vues nouvelles sur cet objet.

Toujours de la mécanique, des forces physiques et la gravité des corps ! le poids de la matrice, le relâchement des ligamens de l'organe, le trop de place ou la plus grande facilité de la matrice pour les changemens de position, la pression des parties contiguës sont accusées de causer les maladies de cette espèce.

Tout en reconnaissant la part que ces agens physiques peuvent avoir aux effets de l'organisme, je crois cependant devoir considérer celui-ci comme l'agent principal qui prédispose à ces maladies et les détermine, soit par fonctions viciées, soit par l'économie propre de l'organe en défaut et se faisant contrairement au bien-être de l'organe.

Les tégumens de la surface abdominale de la matrice, provenant du péritoine, et étant par cela en relation intime avec celui-ci, me paraissent devoir être considérés comme une membrane tendineuse servant aux fibres musculaires de la matrice d'attache, et de moyen ou d'agent pour les mouvemens nécessaires et pour les dispositions physiologiques, par suite desquelles l'organe peut s'étendre , augmenter de volume, se contracter et revenir sur lui-même, se fixer à ses attaches, ou s'en éloigner par relâchement physiologique. C'est donc, d'après moi, ce tissu et tout l'appareil péritonéal plus ou moins tendineux et dépendant de fibres musculaires, qui se trouvent compromis et deviennent la cause non seulement de ces maladies par déplacement de l'organe, mais aussi d'une foule d'autres maladies, auxquelles l'organisme interne de la matrice dispose, et non des forces physiques externes.

Je laisse aux physiologistes d'apprécier mon idée. J'ai traité avec beaucoup de succès la rétroversion de la matrice au moyen de sels neutres dans l'intention d'exciter les viscères du bas-ventre et leurs appareils membraneux ; j'ai retiré beaucoup d'avantage de l'emploi d'un médicament recommandé par Dionis pour guérir les hernies, de gros vin rouge saturé de sel culinaire, à en prendre 4 cuillérées le matin à jeun et ne point manger après, avant qu'il se fût passé 3 heures, pour prévenir la diarrhée ; j'ai de même employé l'acide sulfurique atténué en potion.

La plupart de ces cas de rétroversion ont guéri sans les manipulations usitées. Un de ces cas allégué page 13 et 14 (par erreur sous la dénomination de renversement) sur une femme enceinte de 5 mois, a dû être abandonné sans la réposition, et a terminé par l'accouchement à terme de 7 mois.

Il ne faut pas dans ces cas oublier que la rétention des urines, d'ailleurs l'un des symptômes les plus saillans, doit être prévenue au moyen de la sonde.

Une rétroversion de la matrice à une femme de 34 ans a exigé plus de quarante essais ou séances pour que la reposition pût être faite. Flamant appelé en consultation n'a pas cru à la possibilité de la réussite. Par devant le col de la matrice enveloppé et entortillé dans les plis du vagin, au-dessus de la symphyse pubienne, n'a pu être atteint qu'après une trentaine d'essais infructueux de repousser le fond de la matrice, jusqu'à ce qu'enfin celui-ci eût paru céder aux forces du manipulateur et qu'ensuite peu-à-peu le col de la matrice accroché par le doigt eût pu être tiré en bas et débarassé des plis du vagin qui l'avaient enveloppé et caché. Le fond de la matrice avait pris la forme du cœur d'une carte, qu'elle a encore conservé pendant plus de deux mois, pendant lequel tems la position de la matrice a encore quelquefois dû être redressée.

Le manuel de ces opérations ne peut être enseigné par les livres ; le diagnostic conduit au pronostic et à la thérapie que le bon sens étayé de la connaissance de l'anatomie et de la physiologie doit inspirer et dicter.

Une descente de la matrice peu considérable , a offert la portion vaginale enveloppée dans un pli de la paroi antérieure du vagin. Un médecin a qualifié la maladie de hernie vaginale , je l'ai prise pour une simple descente , parce qu'il était facile de dégager le col de la matrice.

Une antéversion de la matrice qui avait déjà duré peut-être six ans , chez une femme de 56 ans , par laquelle j'ai été consulté par rapport à d'opiniâtres constipations , n'a pas permis de trouver au toucher le col de la matrice dans le vagin ; mais on l'a distinctement touché dans le rectum , où il avait fait hernie du rectum. La reposition n'a pu être faite qu'après des tentatives réitérées. Par suite de cette maladie le rectum était rétréci au-dessus de la hernie , aux environs de la deuxième vertèbre du sacrum , mais à gauche , à laisser à peine passer la première phalange du doigt , et les excrémens n'ont pu passer qu'à l'état liquide ou par petits bols. L'usage du sel d'Epshom et dans la suite de l'acide sulfurique , continué pendant long-tems a fait beaucoup de bien. Les selles ont fini par avoir plus de consistance et la digestion s'est mieux faite que durant la maladie. La malade s'est trouvée guérie aux constipations périodiques près.

Un cas d'inversion ou de renversement complet de la matrice a été rapporté plus haut, page 12.

J'ai donné plus de développement à la description de ces cas de déplacement de la matrice dans « Aufsätze etc. page 251 et 262 et Das Gebären etc. p. 234. » Comme je me suis attaché à ne pas redire ce que je crois être suffisamment connu, je ne rapporte ici ces cas que par extrait.

---

30. *Du déchirement de la matrice.*

Le déchirement de la matrice est un accident grave et très-dangereux, mais il n'est pas toujours mortel. Si celui de l'orifice de la matrice est moins dangereux, ce n'est que lorsque la plaie n'est pas assez profonde ni assez grande pour compromettre l'économie de la substance de la matrice même.

L'accident peut rarement être prévu, très-souvent il est l'effet de mouvemens ou d'efforts violens et inconsidérés, soit de la part de la patiente, soit de la part de l'accoucheur. Je crois l'avoir prévenu quelquefois, par l'application du forceps et la prompte terminaison de l'accouchement, quand de trop violentes douleurs sans succès, dans la dernière période pour l'exclusion de la tête, me l'avaient fait craindre.

Une femme dont le premier enfant né à terme de sept mois était resté vivant, tandis que les cinq autres suivans, avaient été extraits morts au moyen du forceps, de versions sur les pieds et d'excérébrations, accouchant pour la septième fois, souffrait à mon arrivée les douleurs les plus violentes et les plus fortes comme je n'en avais jamais observé. La tête était à la sortie du bassin et j'appliquai le forceps, pour prévenir quelque accident que ces douleurs me paraissaient devoir causer. Les plus grands efforts pour extraire la tête n'ayant pas eu le moindre succès, m'avaient tant fatigué que je crus devoir me reposer, mais la tête se trouvant déjà avancée à laisser voir le cuir chevelu, je donnai le forceps à tenir au mari, et une minute après il se fit entendre un bruit comme un coup de pistolet, l'instrument avait lâché prise et la tête avait disparu. Je l'ai aussitôt retrouvée dans la matrice et ai retiré l'enfant par les pieds ; il était mort. Voulant opérer la délivrance je trouvais dans la matrice un paquet d'intestins, que je ne pouvais refouler, mais qui s'est retiré de lui-même, au moyen des contractions fortes de la matrice, et de la manière dont je retirais la main, lentement, avec le placenta. La malade sans pouls et très-affaiblie s'est cependant remise peu-à-peu mais très-lentement ; la maladie s'est jugée par un abcès critique évacuant une matière lymphatique caseuse en grande quantité par le nombril et la matrice, et dix-neuf mois après la même femme accoucha pour la dernière fois, d'un enfant qui s'était présenté par le bras et arriva mort. En l'accouchant par la version sur les pieds je trouvais le bassin difforme, la saillie du sacrum tournée vers l'iléon gauche, ce côté du bassin fort coàrcté au point de ne laisser passer la main qu'avec difficulté, tandis que le côté droit laissait assez d'espace pour le passage de l'enfant. Je n'ai pu retrouver l'ancienne cicatrice.

Une autre femme accouchant de son quatrième enfant et semblant devoir accoucher promptement fut tout-à-coup surprise d'un mouvement brusque au bas-ventre avec fracas et douleur, et la sage-femme reconnut aussitôt que la tête était remontée et passée dans la cavité abdominale. A mon arrivée je fis la version sur les pieds sans difficulté ; l'enfant était mort et la mère n'est morte que six semaines après, de suppuration de la matrice.

Une autre fois appelé pour faire l'extraction du placenta, je trouvais celui-ci passé dans le bas-ventre par une déchirure que la sage-femme avait faite en recherchant l'arrière-faix. La malade n'est morte que le troisième jour après l'événement.

Je fais observer relativement à ces cas, que la dilatation de l'orifice de la matrice est toujours très-facile, et qu'il paraît que la blessure de la matrice y dispose, de sorte que l'opération de l'hystérotomie vaginale me semble être un bon moyen pour disposer cet orifice et les parties à prêter, s'il n'était pas un remède hasardeux ; je n'ai pas d'expérience ni d'observation propre à cet égard.

J'ai, il y a quinze ans environ, accouché une femme non-mariée au moyen du forceps ; l'accouchement avait été très-difficile, par un obstacle arrêtant la tête au côté gauche de la saillie sacro-vertébrale. Deux années après la femme est morte d'une fausse-couche à terme de 5 mois à-peu-près, provoquée à dessein. On a trouvé à l'inspection cadavérique une rupture du même côté et au même endroit où j'avais présumé l'obstacle s'opposant à l'extradition de l'enfant. Que conclure en pareil cas comme objet d'un rapport en médecine ?

Un cas de rupture de la matrice observé récemment par M. Halma-Grand à l'occasion d'une présentation de la face, me paraît aussi devoir être attribué à la disposition au déchirement, datant de l'accouchement difficile antécédent. V. Journal des sciences médico-chirurgicales. Février 1835. p. 166 sv.

31. *Du cancer de la matrice.*

D'après mes fréquentes observations le cancer de la matrice est un *noli me tangere*, qui ne faisant que lentement des progrès, du moins au commencement, en fait de rapides, si on le tourmente par des topiques.

Il m'est néanmoins arrivé d'observer une dizaine de cas où les squirrhosités et même l'exulcération sont devenues stationnaires, à laisser encore vivre les femmes qui en étaient atteintes quinze à vingt ans, au bout duquel tems elles sont même mortes d'autres maladies.

Je distingue les cas de cancer entre ceux où le vagin, à l'endroit de sa connexion avec la portion vaginale de la matrice, est attaqué en même tems, et ceux où il ne l'est pas; ces derniers peuvent encore être soumis à un traitement révulsif, et peut-être aussi à l'opération de l'extirpation essayée fréquemment de nos tems sans succès, ni satisfaction.

Voici ce que Baudelocque pensait sur cette opération en 1803:

« Vous m'étonnez, en me parlant de l'extirpa-
« tion d'une matrice squirrheuse ou carcinoma-
« teuse, que M. le prof. Osiander a fait avec suc-
« cès. Mais je crains qu'il n'en soit de cette ma-
« trice, comme de celle, que M. L'aumonier,

« actuellement premier chirurgien au grand hô-
« pital de Rouen a amputé ; ce n'était qu'un polype
« avec un très-petit morceau du fond de la ma-
« trice, qu'il avait tiré en bas, la femme a guéri
« après cette première opération, mais quelques
« mois après on a voulu couper le moignon que
« formait la matrice renversée même, et la femme
« est morte.

« J'aurais desiré voir la pièce amputée par M.
« Osiander, je serais aussi curieux d'assister à
« l'ouverture du cadavre de la femme, quand elle
« sera morte ; car elle mourra une fois, et la ma-
« trice ne se reproduit pas.

« Il y a vingt et quelques années que Lauverjat
« a proposé très-sérieusement cette opération à
« l'académie de chirurgie : personne ne l'a écouté.

« M. Osiander ferait une fortune brillante à
« Paris, avec le talent d'amputer de ces matrices,
« et de guérir les malades ; il s'en offrirait au
« moins cinquante par an. »

Je termine par faire observer, qu'il paraît,
que la membrane continuation ou production du
péritoine, qui tapisse la surface abdominale de
la matrice, surtout à l'endroit où elle se replie
sur le rectum et la vessie et forme les attaches
de la matrice au vagin, donne lieu à ces maladies de la matrice, en déterminant par sa roideur
et le défaut de souplesse la stagnation de la cir-

culation ; et que c'est d'une disposition spéciale du péritoine et de ses productions ou prolongemens que dépendent les déplacemens par constriction ou relâchement de la matrice, et que sous ce rapport il est à-peu-près impossible de causer à volonté procidence de la matrice pour pouvoir en faire l'amputation.

Je crois encore avoir observé que les femmes à sentimentalité et portées aux plaisirs vénériens sont moins sujettes au cancer de la matrice, que les femmes à peu de tempérament et moins sensibles, les tissus des premières sont plus souples ; mais celles-ci succombent souvent à une paralysie lente, dans l'espace de quelques semaines, et provenant de cessation lente mais progressive de la vie des nerfs de l'organe sexuel.

---

32. *Des polypes et des môles.*

Bien que j'aie souvent eu occasion d'observer et de traiter des malades affectées de polypes et de môles, et qu'en général j'aie été assez heureux à l'égard de la ligature de ces excroissances, je n'ai cependant rien de particulier à en dire, si ce n'est que j'estime que cette opération ne peut pas être soumise à des règles particulières et que chacune nécessite, pour l'ordinaire, un autre mode d'opérer ou de nuancer l'instrument et le manuel , et que bien que nous eussions des obligations aux auteurs de pareils instrumens et de leurs idées ingénieuses à cet égard , cela fait de la peine à voir proner et mettre au-dessus de toute autre invention tel ou tel instrument , sans qu'il ait passé par toutes les épreuves.

Toutefois la séméiologie physiologique au moyen du toucher , le diagnostic relativement à la spécialité de la maladie , et les précautions nécessaires , méritent l'attention particulière de l'accoucheur. Mais c'est surtout après la cure , quand un gros polype, ou une môle sont éloignés, qu'il est intéressant de suivre le rétablissement des parties, qui pour l'ordinaire défigurées à ne plus pouvoir être reconnues par le toucher , se remettent peu-à-peu et reprennent leur état et leur forme naturels.

Je ne suis pas pour l'opération d'arracher ou d'amputer ces excroissances , craignant trop l'hémorrhagie difficile à arrêter , si l'on ne peut pas aider avec la main; d'ailleurs celles qui ont été enlevées par l'amputation se reproduisent plus tôt que celles qui sont éloignées par la ligature, où la constriction lente des vaisseaux détruit plus surement la force vitale de ceux-ci.

Très-souvent ces excroissances sortent de la matrice et comprimées par l'orifice de l'organe qui se résserre sur le moignon elles finissent par tomber comme par la ligature.

Appelé par un confrère pour une môle de la grosseur d'une tête d'enfant, sortie hors de la matrice après l'exclusion de l'arrière-faix, je n'étais pas d'avis de l'enlever par amputation, ni par violence, mais de la laisser, dans l'espérance que son moignon d'environ un pouce de diamètre serait comprimé par l'orifice de la matrice et disposé à tomber de lui-même ou à se laisser opérer par la ligature. Le lendemain nous fûmes étonnés de trouver la môle rentrée dans la matrice et l'orifice de celle-ci ouvert seulement à un pouce de diamètre. Le surlendemain quand je voulus appliquer la ligature, la môle se trouvait détachée dans le vagin et il eut quelque peine de passer la vulve à cause de sa grosseur.

---

33. *Des mamelles.*

Les glandes mammaires de la femme faisant partie des appareils organiques de maternité sont assujeties à une fonction organique spéciale, d'où dépend leur développement et leur accroissement particuliers, tandis que chez l'homme elles ne jouissent que de l'existence organique pour représenter dans l'acte de la fécondation l'appareil qui détermine l'organisation de l'atome de l'ovule à former un semblable ; exemple qui prouve d'une manière frappante à quel point la formation d'un organe, sa force et sa manière d'être dépendent de la fonction de l'organe, depuis la première ébauche de ses rudimens, jusqu'à la fonction en pleine vigueur, en décadence, cessant et en état pathologique.

La fonction des mamelles n'est pas seulement celle de la lactation, par laquelle le fœtus reçoit une nourriture appropriée, surtout sous le rapport de la température requise et calculée organiquement ; mais cet organe sert aussi à détourner de la matrice des humeurs, d'en garder en dépôt, ou de lui en renvoyer, ou même de les faire éliminer hors du corps, suivant le besoin.

De structure glanduleuse, cet organe se laisse mésuser et traiter rudement sans s'en trouver facilement ou aussitôt indisposé, il souffre longtems avec patience, mais par cela même, il est sujet à des maladies lentes, longues et toujours augmentant en raison du tems qu'elles ont mis à se décider. Sous ces mêmes rapports l'organe se laisse facilement extirper en entier, ou seulement par les parties malades et celles des maladies de l'organe qui sont aiguës et superficielles guérissent facilement en passant en suppuration.

Plus que la plupart des autres organes du corps, cet organe, en apparence très-délicat, est exposé

aux intempéries du tems , du froid , de l'humi-
dité et sans être garanti de poil comme les autres parties du corps chez les animaux , au contact avec le sol humide , la rosée etc. sans qu'il
en résulte de mal ; et l'animal après avoir mis
bas. s'en va chercher de la nourriture sans égard
à ces circonstances nuisibles à la santé.

Il s'ensuit de cette considération que la nature
ne doit pas approuver la manière de soigner et
de traiter les seins en les serrant , comprimant,
les réchauffant et les tenant couverts dès l'enfance;
c'est en effet par suite de l'éducation que cet organe est si délicat en état de lactation , et qu'un
léger refroidissement y cause inflammation et suppuration , accidents qui d'ailleurs guérissent assez
facilement sans autre remède que les moyens hygiéniques entendus. C'est l'organe dermoïde , ce
sont les tégumens de l'organe qui souffrent dans
ces cas , ce n'est pas l'organe même. Les maladies
propres à l'organe sont en relation intime avec
celles de l'appareil organique de la maternité et
sont à étudier comme telles.

L'orgasme détourné pendant la lactation sur
d'autres parties du corps , que sur les seins , peut
déterminer des maladies chroniques et aiguës ,
mais laissant toujours l'heureuse chance de guérir par la disposition de l'organe mammaire de
recevoir les humeurs à charge à quelque autre

organe , ou de disparaître par suite d'excrétions par d'autres appareils organiques disposés par l'orgasme laiteux à activer leur fonction excrétoire.

Plusieurs cas de péritonite parvenue à un degré désespéré, m'ont paru avoir été guérie promptement et comme par enchantement, par calomel, opium et extrait de jusquiame de chacun trois grains pris en une fois, à deux à trois doses de quatre heures en quatre heures.

Ce n'est pas que je considère cette maladie comme laiteuse, mais comme déterminée par l'orgasme se portant de préférence sur le tissu péritonéal, au lieu de se porter sur les seins, et y faisant affluer les humeurs destinées à la confection du lait. Le médicament allégué me paraît avoir fait aussi prompte révulsion, que le fait la ventouse appliquée sur les seins au moment des règles.

La péritonite ou la fièvre puerpérale aiguë, est une maladie inflammatoire, qu'il ne faut pas confondre ni comparer avec d'autres espèces d'inflammation de l'organe, et surtout avec celle qui est accompagnée d'accès de frissons désignant suppuration locale, c'est-à-dire, la fièvre puerpérale intermittente d'Osiander ou la putrescence de la matrice de Boër, toujours suites de lésions de l'organe.

Comme d'après les dernières recherches sur

l'origine et les causes qui déterminent la péritonite puerpérale, faites aux hôpitaux de Paris par M. Cruveilhier, les accouchées dans la même heure et dans la même chambre et en certain nombre à la fois, sont plus spécialement sujettes à cette maladie au point de causer forte épidémie; il paraît qu'elle est l'effet d'une émanation animale, qui, par la rencontre d'une autre semblable se repoussant réciproquement, ou s'attirant, agissent comme matière électrique à pôle différent, ou seulement à pôle unique mais renforcé.

Additions à quelques-uns des principaux points de doctrine propres à l'auteur.

Expectation. La parturition doit plus que toute autre fonction physiologique exigeant les secours de la médecine , être soumise à l'expectation , comme dépendant à la fois de deux organes , l'excrétion et la voie excrétoire, obligés d'attendre l'un l'autre , que chacun soit en mesure pour travailler de concert, pour interrompre le travail , ou pour le continuer ; suivant la disposition physiologique de chaque partie figurant dans l'acte de la parturition. Comme d'ailleurs l'organe excréteur , pour revenir à l'état de vacuité de l'état de grossesse, pour lequel il avait employé une période de neuf mois , ne peut pas mettre de célérité dans sa marche organique ni être contraint par la force , d'en finir avec sa fonction au désir ou à la volonté de l'individu , il faut lui laisser le tems nécessaire pour l'accomplissement de la fonction. Souvent aussi l'organe a besoin de se reposer pour reprendre et recueillir de nouvelles forces, pour disposer les parties résistantes à céder et

pour exciter le concours des forces auxiliaires ;
enfin il faut se garder de sacrifier les moyens
organiques internes aux moyens mécaniques externes. Ce n'est pas cependant une temporisation hasardeuse qui laisse passer l'occasion et le
moment favorable pour les secours efficaces de
la médecine agissante que j'invoque ; je me récrie
contre les secours mécaniques prématurés qui impriment souvent à la fonction de la parturition
une tendance sinistre.

Bassin. Le mesurage du bassin que je reconnais être d'une grande utilité et très-intéressant
pour l'accoucheur, a conduit à des erreurs contre
lesquelles je conseille de se prémunir. Il soumet
à des règles de mécanique et de physique l'organisation, qui ayant formé l'organe dans l'intérêt
de la fonction et non celle-ci pour l'organe, ne
compte pas sur des moyens mécaniques, au contraire elle tend à s'en préserver et détermine l'organisme à travailler contre elles. Les théories sur
l'inclinaison du bassin, envisagée comme l'une
des plus importantes pour la pratique des accouchemens, sont encore indécises et un sujet de tribulations et de différence d'opinions entre les auteurs les plus célèbres.

M. Velpeau vol. I. p. 14 parle de l'inclinaison
du bassin comme pouvant diminuer ou augmenter suivant la position du corps en station assise,

courbée et couchée etc. , mais c'est là changer la position du bassin à inclinaison donnée et invariable, ou changer la position de l'inclinaison et non celle-ci même. Les rapports de la pièce osseuse appelée le bassin sont, par suite de l'immobilité des os entre eux, toujours les mêmes avec le tronc, avec les extrémités pelviennes et surtout avec l'axe du corps, et c'est cette immobilité du bassin qui lui donne la propriété de servir de point fixe et de point de départ pour tous les mouvemens ou changemens de position des parties du corps et spécialement pour déterminer l'axe du corps, d'ailleurs flexible ou sujet à changer de situation sans pouvoir changer pour cela de direction, à moins de le rectifier par des moyens équilibriques. J'appelle par cette raison *l'axe pelvien normal* la portion de l'axe du corps renfermée dans le bassin et par cela inflexible et incapable de changer de position ou de situation sans la dislocation du bassin entier, dans lequel cas elle reste toujours le régulateur de l'axe du corps pour sa direction et sa manière de se comporter.

Une ligne droite figurée passant par la cavité du bassin à une distance de 12 lignes à-peu-près et même de moins, de la saillie du sacrum, au point le plus bas de la symphyse pubienne, donne figurée prolongée en haut et en bas *l'axe du corps*, et cet axe pelvien détermine et fixe la

situation spéciale du bassin relativement au squelette et au corps ; et quelles que soient la position
du corps et les inflexions partielles des prolongemens de cet axe pelvien , celui-ci reste toujours le
de point départ invariable; ainsi, quelle que soit la
situation du corps et du bassin , l'accouchement
peut se faire et se fait de la même manière et
par la même inclinaison du bassin. L'axe du corps
ne peut pas changer par les changemens de situation et de position du corps; sa base est im-
muable , c'est l'axe normal du bassin. Nous pouvons faire changer le centre de gravité les différentes parties du corps , et de celui-ci considéré
comme d'une seule pièce , en leur faisant tenir
l'équilibre , mais dans ce cas c'est toujours dans
l'intérêt de la direction de l'axe normal pelvien
ou de la base de l'axe du corps.

On détermine l'axe du corps en plaçant horizontalement le diamètre sacro-pubien à dimension
donnée et en le divisant verticalement en parties
égales par l'axe de l'entrée du bassin celle-ci en position horizontale. Le point du diamètre à l'angle
sacral reste fixe , et le point pubien est transporté
en haut et en bas sur cet axe. La ligne sacro-pubienne d'en bas donne ce diamètre *en inclinaison*
naturelle. Une parallèle avec le diamètre placé
horizontalement , du point pubien d'en haut au
rachis, représente la dimension raccourcie du dia-

mètre sacro-pubien, la symphyse pubienne considérée comme remontée dans la direction de l'axe
de l'entrée et mise à la hauteur du point pubien
d'en haut. C'est ce diamètre raccourci qui donne la
véritable distance du pubis au sacrum en position
naturelle du corps. En ajoutant à cette distance
la profondeur de la vertèbre sacrale, l'axe du
corps passe verticalement par le milieu de cette
ligne.

Il arrive ainsi que l'axe du corps passe postérieurement très-près de la saillie du sacrum et
antérieurement également tout près du point le
plus bas de la synchondrose pubienne.

Ce n'est cependant pas ainsi que l'axe du corps
nous est représenté par l'anatomiste, qui, le déterminant sur le vivant, le corps en station verticale se tenant debout sur les jambes, trouve
cet axe plus éloigné de l'angle sacral et de la symphyse pubienne, parce que le bassin est soutenu
en équilibre et balancé sur l'axe transversal du
bassin, ce qui oblige à une action des muscles
qui devrait être mise en compte. Mais encore
malgré la différence qui en résulte, l'inclinaison
du bassin reste la même. La femme se tenant debout, les mains légèrement appuyées par devant
pour que le bassin soit en position de repos parfait, on s'assurerait par le toucher de la direction de l'axe normal du bassin, si l'on pouvait

arriver avec le doigt explorateur jusqu'à la saillie du sacrum.

Comme chez les quadrupèdes l'inclinaison du
bassin est plus forte que dans les hommes, l'axe
du corps ne passe plus par le bassin, mais par
devant en dehors du pubis, ce qui ne permet pas
aux premiers la station verticale du corps, à
moins de beaucoup d'efforts pour trouver l'équilibre, et pour le conserver.

C'est à l'égard de la position pour l'acte de la
copulation que cette différence de l'inclinaison du
bassin et de la direction de l'axe du corps entre
l'homme et les animaux est spécialement à prendre en considération.

La connaissance de l'inclinaison du bassin, sert
donc à l'accoucheur pour se figurer la direction
des forces expulsives transversale ou utérine et
verticale ou auxiliaire. L'inclinaison trop considérable du bassin donne plus d'ouverture au bassin supérieur et exige plus de force utérine et moins
de force auxiliaire, et cette inclinaison moins forte
fait supposer l'inverse ; mais c'est surtout la disproportion entre ces forces qui rend l'accouchement moins régulier et plus pénible. Les quadrupèdes ont moins besoin des douleurs auxiliaires
que les femmes, et ces douleurs étant plus sensibles, la femme semble souffrir plus que les qua-

drupèdes ; ceux-ci par contre ont le commencement de l'accouchement plus douloureux que la femme.

La tête de l'enfant placée sur le détroit abdominal du bassin, l'axe du corps en position verticale, nous trouvons que pour la faire passer par ce détroit, dans la supposition qu'il faudrait employer de la force à cet effet, ce n'est ni la direction transversale de cette force, ni la verticale, chacune seule, qui y réussirait, mais qu'il faut les deux forces combinées ; on a donc tort de ne pas compter la direction des forces auxiliaires dans les cas d'accouchement difficile et de n'avoir égard qu'aux forces arrivant par la direction de l'axe dé la matrice. C'est donc la force arrivant à la fois en direction transversale et verticale et agissant en conséquence, qui détermine la direction dans laquelle la tête doit descendre.

La matrice en état de parturition ferait prendre à la tête et au fœtus la même route pour naître, s'il n'y avait pas de bassin, comme à travers le bassin. Elle agit comme une séringue expulsant en ligne courbe parabolique. Mais la force expulsive de la matrice amortie à la saillie du sacrum ou réfractée, exige le concours des forces auxiliaires pour faire parvenir la tête plus loin. La direction des tractions sur l'enfant, dans le sens de celle de l'axe du détroit abdominal, est donc contraire aux dispositions de l'organisme comme aux lois de la mécanique.

Les tégumens abdominaux de la matrice déterminent son développement, sa diminution de volume et ses déplacemens organiques ou actifs. Les déplacemens passifs de la matrice ou dépendent des lois de la pesanteur, ou sont l'effet de violences.

La forme ovalaire de l'œuf est déterminée par la position du fœtus dans la matrice, et les voies excrétoires ne reconnaissent que cette forme pour bonne ; l'organisation s'efforce de lui donner cette forme, s'il ne l'a pas, et de le lui conserver jusqu'à son exclusion en le faisant pousser par la matrice vers le sacrum, en même tems que les forces auxiliaires le poussent vers le centre du bassin. La pose particulière de chacun des membres du fœtus, toujours dans l'intérêt de cette forme ovalaire, ne peut ni ne doit être changée, et l'accoucheur ne fait de ces changemens de position de parties du fœtus, que pour pouvoir dire qu'il n'y a pas réussi, s'il veut dire la vérité.

La haute pression du milieu ambiant sur le fœtus dans la matrice s'oppose à l'acte respiratoire ; sa cessation en favorise et détermine peut-être le commencement, mais elle devient aussi la cause de la mort de l'enfant lors de la proci-

dence du cordon ombilical avant l'exclusion du
fœtus, comme dans tout accouchement à manipulations où la main de l'accoucheur favorise la
communication de l'air externe avec l'intérieur
de la matrice.

La position de l'enfant dans la matrice relativement aux modes de se présenter à l'accouchement n'est pas encore bien comprise. On en
place la région ou le membre supposés se présenter dans l'orifice de la matrice et dans le détroit
abdominal, sans considérer, si les autres parties
du corps de l'enfant s'arrangent de cette position
ou non, ni si la manière de placer l'enfant lui
fait faire des contorsions du corps, ou des mouvemens impossibles ; on se soucie encore moins
de l'emplacement des parties de l'enfant au-dessus du détroit abdominal et de la figure du bas-
ventre de la mère que ces positions détermine-
raient, si elles avaient réellement lieu. Même pour
les positions ordinaires du fœtus figurées dans les
livres, il n'est pas tenu compte de l'axe du fœtus par rapport à celui de la matrice, et des deux
à celui de l'entrée du bassin et de l'axe du corps,
ni de la portion du corps du fœtus qui se trouve
renversée sur le pubis et fait saillie en dehors.
On n'apporte également pas assez d'attention à
la position de la tête descendue déjà dans l'excavation du bassin, tant à l'égard de l'inclinaison

du bassin supérieur , qu'à l'égard du tronc , qui ne sait souvent comment s'arranger pour faire voir qu'il appartient à la tête. _

Relativement aux points de doctrine concernant la période de la *restitution* la présentation *faciale* et celle du *placenta sur l'orifice de la matrice ,* de la *version ,* et de l'accouchement par le *forceps* etc. , je renvoie aux différens articles sur ces sujets.

TABLE DES MATIÈRES.

www.ingramcontent.com/pod-product-compliance
Lightning Source LLC
La Vergne TN
LVHW021521170726
843501LV00004B/913